방사능과 암을 극복하는
면역요법

방사능과 암을 극복하는 면역요법

2011년 4월 28일 초판 1쇄 발행

지은이 백승헌
펴낸이 김승빈
펴낸곳 도서출판 다문
펴낸곳 서울특별시 성북구 보문동 7가 80-1호
등록 1989년 5월 10일 등록번호 제6-85호
전화 02-924-1140 팩스 02-924-1147
이메일 bookpost@hanmail.net

책값은 표지의 뒷면에 있습니다.

ISBN 978-89-7146-038-2 13510

방사능과 암을 극복하는

면역요법

백승헌 지음
IMMUNE THERAPY

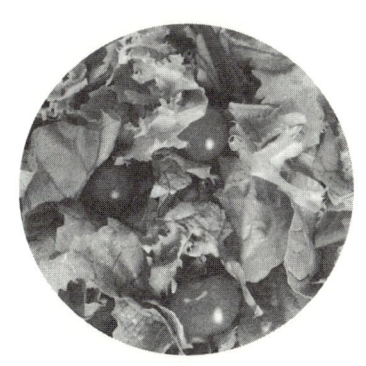

다문

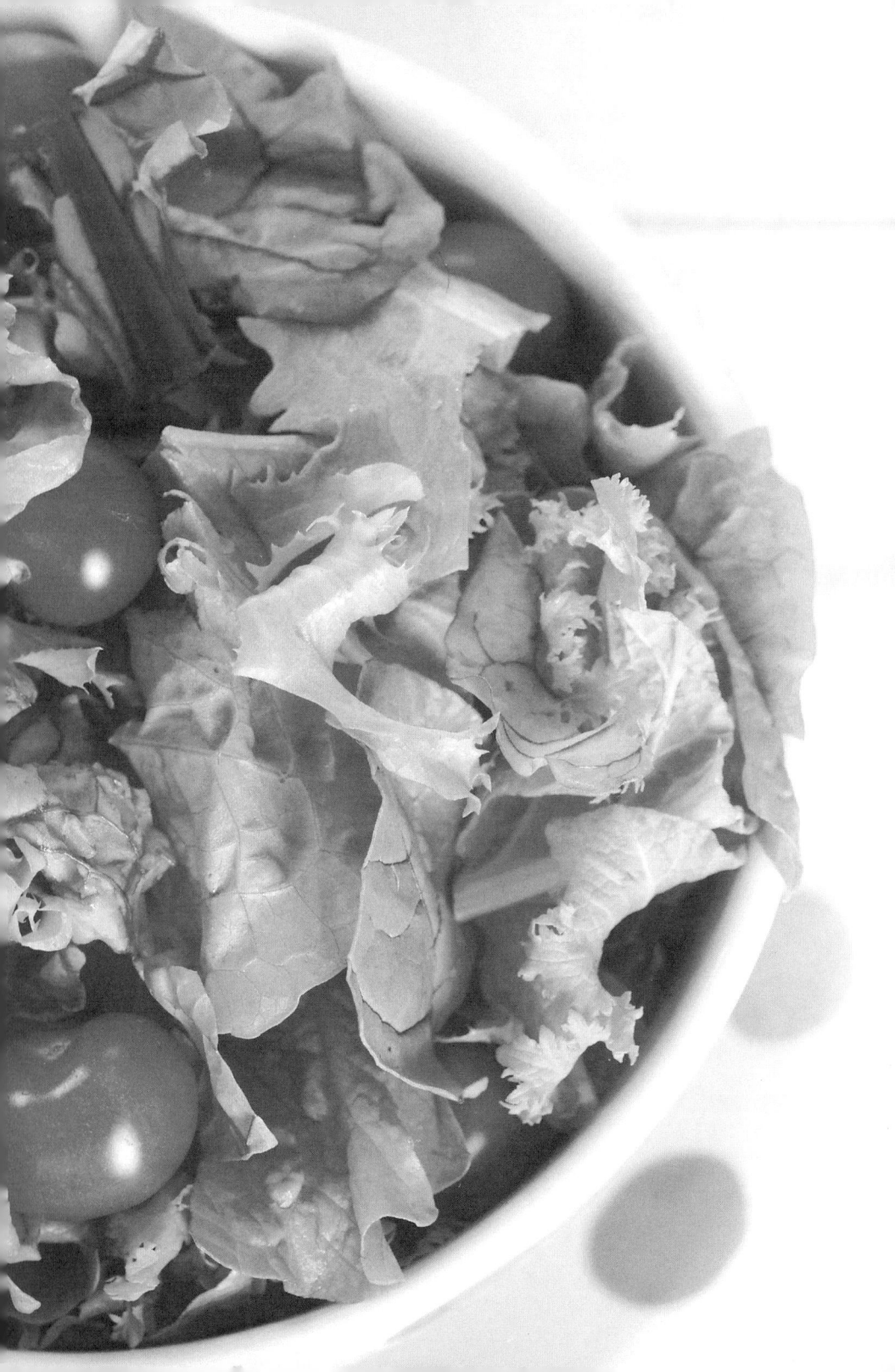

머리말

방사능을 극복하는 면역식단요법

일본 원전폭발 이후에 방사능의 위험수위가 점점 더 높아지고 있다.

그 사고가 구소련의 체르노빌보다 더 위험하다는 보도가 속속 전해지고 있다. 이웃나라의 방사능 유출로 인해 하늘과 땅, 바다로 전해진다는 것은 무시무시한 위협이다.

특히 우리나라에도 원전이 많고 지진의 위험성이 있기 때문에 방사능에 대한 불안과 두려움은 피하기가 어렵다. 이미 전국적으로 요오드함유량이 높은 미역과 다시마, 다시마환이 불티나게 팔리고 있다고 한다. 정부의 공식브리핑에서는 방사능 위험도를 낮게 평가했다.

하지만 사람들의 불안과 두려움이 만들어낸 자구책은 강력하게 나타나고 있다. 그도 그럴 수밖에 없는 것이 그만큼 방사능 피폭은 치명적인 것이기 때문이다. 그렇다면 방사능의 위험성에 대비해서 미역과 다시마를 많이 섭취하는 것이 최선일까?

물론 도움이 될 수는 있다. 그러나 방사능에 대한 면역을 몇 가지 식품만으로 해결하는 것은 무리가 있다. 면역에 대해 자세히 이해하고 최대한 면역력을 높이는 것이 중요하다.

단순히 특정식품만을 섭취하는 것보다는 방사능을 극복하는 면역식단요법을 하는 것이 효과적이다. 인체의 면역시스템이 최적이 되면 외부의 어떤 악조건도 극복할 수 있기 때문이다.

면역력에 대한 예를 들면, 전국이 구제역으로 들썩일 때, 경기도 광주는 조용했다.

단 한 건의 구제역 감염 신고도 없었다. 유산균과 구연산을 혼합해서 만든 복합제를 사료에 넣어 가축에게 먹였다. 또한 그것을 물에 타서 축사를 소독하는 방역 활동을 펼친 것이 주효했다. 항생제를 먹이면 가축의 장에 사는 유익한 균도 함께 파괴하여 면역력을 떨어뜨린다. 그래서 그 방법을 사용하지 않고 독특한 면역요법을 한 결과가 그랬다. 장에 사는 좋은 균 정도로만 여겼던 유산균의 새로운 효과가 밝혀진 것이다. 연구 결과 유산균이 감염 질환 예방에 효과를 보인다는 점이다. 이처럼 특정한 성분은 면역력을 높이는 결정적인 작용을 한다. 그래서 면역력을 높이는 성분을 통해 건강뿐 아니라, 젊음을 유지할 수도 있다.

  실제 면역시스템은 건강의 파수꾼 역할만 하는 것이 아니다. 생체의 모든 것을 자정하는 작용력도 지닌다. 면역세포는 병원균 등을 없애며 상처를 입거나 지친 체내 세포를 원래의 모습으로 되살려서 질병과 상처를 낫게 하고 피로를 회복시킨다. 또한 신진대사를 통해 생체의 기능저하와 세포조직의 노화를 막아주기도 한다. 따라서 면역력이 강화되면 방사능을 이겨내며 외부의 알레르기 혹은 내부의 암을 비롯한 각종 질환도 쉽게 일어나지 않는다.

  면역은 외부의 이물질로부터 몸과 마음을 지키는 방어시스템이다. 또한 자연치유력이며 몸과 마음의 안정을 지켜준다. 그래서 면역력이 약화되면 몸과 마음은 불안정해지며 온갖 질병을 비롯한 위험성에 노출이 된다. 면역체계는 생명의 유지와 직결이 되기 때문에 그만큼 절대적이다. 만약 면역력이 무너지면 외부의 이물질에 대한 방어를 하지 못하고 치유력을 지닐 수 없게 된다. 그렇기 때문에 면역력은 방사능 유출과 같은 위험에 직면할 때, 최후의 방어벽이 된다.

예를 들면, 동일한 양의 방사능에 노출이 된 경우라면, 당연히 면역력이 약한 사람이 더 치명적인 위험에 빠질 수 있기 때문이다. 실제 신종플루가 유행할 때도 면역력에 따른 차이가 많았다는 보고가 있다. 당시 면역력이 약했던 사람들은 죽음에 이르거나 큰 고통을 받았다.

반면에 면역력이 강했던 사람들은 전혀 영향을 받지 않았다. 그 차이는 미세한 것 같지만 현실에서는 생명을 좌우할 만큼 강한 작용력을 지니고 있다. 개인별 면역력을 질병과 건강의 관계에서 비교해 보면 그 차이는 대단히 엄격하게 나타난다.

면역력이 약한 사람은 질병을 달고 살며 몸과 마음이 편할 날이 없다. 반면에 성공적인 삶을 사는 사람들은 건강미가 넘치며 여유가 있다. 면역력은 한 사람의 생명력 그 자체를 나타내며 정신과 육체의 전반에 영향을 나타내기 때문이다. 질병과 노화뿐 아니라, 밝고 활기차며 긍정적 의식을 지니게도 한다. 그렇기 때문에 건강한 삶을 원한다면 면역력 강화는 선택이 아니라 필수이다. 외부의 환경오염과 내부의 긴장과 스트레스가 극심한 상황에서는 면역력은 가히 절대적이다.

면역식단을 연구하게 된 동기는 체질에 의해 나타나는 몸과 마음의 작용 때문이었다.

병약한 사람들을 살펴보면 대부분 무절제한 식생활이나 생활자세로 인해 체질적 문제가 있었다. 그들은 정신적으로는 어둡고 부정적이며 육체적으로는 면역력이 약했다.

그런 경우 올바른 체질개선이 곧 면역력을 높인다는 사실을 발견했다. 면역력을 높이는 것이 즉 체질개선과 동일한 원리로 작용한 것을 알게 된 것이다. 실제 이러한 체질과 면역력의 관계는 현실에서는 뚜렷하게 나타난다. 예를 들면, 주변에 흔한 비염이나 아토피, 4명중에 1명이 걸린다는 각종 암이 체질분균형과 면역력 저하가 원인이다. 엄격하게 분류하면 체질이 상위개념이고 면역력이 하위개념으로 작용한다. 체질이 약화되면 자연히 면역력이 저하된다는 원리이다. 그렇기 때문에 면역력을 높이는 것은 체질개선을 통해 근본적으로 이루어져야 한다. 예로부터 우리나라는 음식에서 약을 찾으려고 했다. 그래서 체질의학이 발달하였고 식약동원(음식과 약은 같다.)의 원리를 실생활에 적용했다. 또한 체질은 정신과 육체가 결합되어 생리와 병리가 나타난다며 모든 약을 먼저 음식에서 찾으라고 역설

했다.

이러한 체질론은 면역력을 높여 약에 의존하지 않고 몸과 마음을 치료하는 작용을 한다.

그렇기 때문에 체질은 서양의 면역학과 같은 원리로 동양의 면역학이라고 할 수 있다. 체질이 개선되면 자율신경을 비롯한 몸과 마음의 균형이 잡힘으로서 면역력이 높아지는 것은 당연하기 때문이다 실제 방사능을 비롯한 각종 질병에 대한 면역력은 체질에서 찾을 수 있다. 또한 자연치유력을 높이는 핵심도 체질개선에서 찾는 것이 당연하다.

따라서 면역력을 높이는 방법은 체질개선과 다름이 없다. 체질개선을 하는 방법이 곧 면역력을 높이는 것과 동일하다. 구태여 서양의 면역학만을 위주로 할 필요가 없다. 서양의 면역학과 동양의 체질을 통합하여 면역력을 높일 수 있는 방법을 찾는 것이 바람직하다.

이 책은 서양의 면역학과 동양의 체질의학을 통합한 원리로 면역요법을 제시하고자 한다.

방사능을 비롯한 각종 질병을 극복하는 면역요법은 누구나 쉽게 실행할 수 있는 것이 중요하다. 또한 근본적으로 체질을 개선하는 것이야말로 최선의 방어력이며 자연치유력이다.

면역력을 높이는 것은 그리 어렵지 않다. 체질을 개선하여 면역요법을 잘 실행하면 된다.

체질개선을 하면 동시에 면역력을 높아지기 때문에 최고의 효과를 나타낸다.

이러한 점은 일반인들에게는 다소 어려운 면역학보다는 실생활 속의 체질개선이 훨씬 더 친근하게 느껴질 것이다. 이 책의 집필을 도와준 김지영님을 비롯하여 친구 김대성과 그간의 연구에 아낌없는 도움을 준 이경숙님, 김학수님, 강승찬님에게 감사를 드린다.

28체질연구소에서 의산 백 승 헌

일러두기

방사능과 암의 비교 및
암의 발병원인과 면역요법

1. 방사능과 암의 비교

방사능 혹은 방사능물질은 자연 상태에 있는 것과 인위적으로 생성시키는 것이 있다.

예를 들면 병원의 엑스레이검사는 인위적으로 발생시키는 방사선이다. 또 공업용검사에서 많이 쓰이는 감마레이는 원자력연구소같은 기관에서 인공적으로 만들어 쓰는 '방사성동위원소'에서 방출되는 방사선이다. 이렇게 원자력발전에 쓰이는 것들은 대부분 인공적인 물질이다. 반면에 핵무기 개발에 쓰이는 플루토늄은 우라늄 원광에서 미량을 채취하는 자연방사성물질이다. 이러한 방사성물질들은 저선량의 피폭을 당한 경우 위험성이 매우 높다.

그 방사선량에 따라 일정한 확률의 백혈병, 암으로 인한 사망이 일어난다.

  또한 생식세표가 피폭되면 유전장애 등을 몰고 온다. 더욱 더 위험한 것은 이러한 암이나 백혈병은 급성장애로 나타나지도 않는다. 피폭 후 수년 혹은 수십년이 경과한 뒤부터 발생하므로 후발성장애라고 한다. 유전장애의 경우에는 한 세대의 피폭 영향이 세대를 넘어 자손대대로까지 신체적 장애로 나타난다. 다른 단순 재해로 인한 사고와는 비교할 수 없는 심각성이 있다.

  방사능에 대해 잘 못 이해하는 사람들은 강한 방사선을 맞으면 세포가 죽는다고 생각한다.

  그렇지는 않다. 세포가 즉각 죽는 것이 아니라, 세포 분열에 필요한 DNA가 파괴되어 분열을 할 수 없게 된다. 그렇게 되면 신체 조직의 재생이 불가능해지며 일정기간 후 증세가 나타나기 시작한다. 피폭된 세포들로 인해 받는 고통은 매우 끔찍하다.

  예를 들면 장의 점막세포가 전부 벗겨져서 영양을 흡수할 수 없게 되어 치사에 이르기도 한다. 또한 심각한 설사증에 걸리기도 하며 피부가 벗겨져 떨어지면서 피부 밑의 생살이 그대로 노출되기도 한다.

  이러한 방사능의 위험성은 암과 깊이 관련되어 있다. 예를 들면, 체르노빌 원전사고 이후에 우리나라의 갑상선암이 증가했다는 설이 그러한 증례이다. 과학적인 증명은 아직 이루어지지 않았고 확률은 떨어지지만 그 가능성을 완전히 일축할 수는 없다. 수년 혹은 수십 년이 경과한 후에 방사능으로 인한 암인지, 그것과 무관한 암인지의 구별이 사실상 불가능하기 때문이다. 물론 예외적으로 근거리에서 직접 피폭을 당한 경우에는 구분하기가 쉽다. 그러나 현재의 우리나라 같은 경우엔 체르노빌보다 훨씬 심각한 사고로 발표되고 가까운 거리이니, 위험성은 말할 필요가 없다.

일본의 원전사고는 남의 나라 문제가 아니다. 이웃의 불구경과는 완전히 다른 우리나라의 문제가 될 수 있다. 현해탄을 사이에 둔 가까운 거리와 유사 문화권이라는 점에서 활발한 교류가 이루어지고 있다. 바다로 이어진 해상과 공기 중의 오염으로 인한 보이지 않는 위험성은 상당히 높다. 지금 당장 눈에 보이지 않고 느껴지지 않는다고 안심할 단계는 아니다.

할 수 있는 한, 방사능과 암에 대해 충분히 숙지하고 면역력 강화에 최선을 다해야 한다. 그래서 방사능에 대한 면역성을 높이려면 비방사능에 의한 암에 대해서도 잘 알아야 할 필요성이 있다. 실제적으로도 방사능과 암은 서로 묘하게 깊은 관련성을 지니고 있다.

방사능 피폭이 되면 암에 걸리고 암의 3대 치료법 중에서 방사선치료가 있는 것을 보면 그러한 사실을 알 수 있다. 암의 3대 치료법은 수술, 항암제투여, 방사선치료로 나누어진다. 그런데 방사능 피폭이나 암의 치료법이나 문제는 면역력을 저하시킨다는 공통점이 있다. 결국은 면역력이 가장 중요한 핵심이다. 면역력을 높이면 방사능이나 암의 위험성을 최소화할 수 있다는 것은 명백한 사실이다.

그렇기 때문에 면역력에 대해 깊이 이해하려면 먼저 암에 대해서 자세하게 알아두는 것이 바람직하다. 암에 대해서는 세계 최고의 병원인 미국의 존스 홉킨스 대학의 도움말을 참조하는 것이 도움이 된다. 암을 치료하는 방법에 대해서는 수술, 항암주사를 맞는 방법, 방사선치료 등이 유일한 방법이라고 지난 세월 동안 믿어왔다. 그러나 존스 홉킨스 대학은 결국 다른 방법이 있다고 발표하기 시작하였다.

‖ 암에 관한 미국의 존스 홉킨스 대학의 도움말

❶ 누구나 암세포를 갖고 있다.

60조의 세포 중에 수십억개까지 자라야 진단이 된다. 암이 완치되었다고 한다는 것은 암이 작아져서 안 보인다는 말이다. 완전히 다 나았다는 말은 아니다. 면역체계를 강화시켜서 더 이상 암세포가 자랄 수 없게 하여야 완치가 된다.

❷ 일생 중에서 6번 내지 10번은 암세포가 체내에 발생된다.

암세포가 체내에 발생하여도 면역체계가 왕성하면 암세포를 파괴하고 증식을 막아 종양으로 자라는 것을 방지한다. 암세포의 발생이 문제가 아니라 면역력이 훨씬 더 중요하다.

❸ 암에 걸렸다는 것은 여러 종류의 영양결핍에 걸려있다는 것을 뜻한다.

주요한 원인들은 유전, 환경, 섭생 기타 생활습관에 기인한다. 이러한 복합적 영양결핍을 극복하려면 보조식품을 포함한 섭생방식을 바꿔서 면역을 강화해야한다. 주영양소를 충분히 공급하며 부영양소인 식이섬유, 미네랄, 비타민을 비롯하여 체내효소를 활성화하면 면역력은 저절로 강화가 된다.

❹ 화학요법은 자라는 암세포를 약물로 죽이며 면역력을 떨어뜨린다.

화학요법을 하면 동시에 급속히 자라는 건강세포도 파괴한다. 척추, 소화장기, 간, 콩팥, 심장, 폐 등을 손상시킨다. 그렇기 때문에 화학요법보다는 면역요법으로 자연치유력을 높이는 것이 훨씬 효과적이다.

❺ 방사선 치료는 암세포와 정상세포와 기관을 파괴하고 상처를 남긴다.

초기 화학요법과 방사선치료는 종양의 크기를 줄일 수는 있다. 그러나 장기간 치료 시 더 이상 치료효과를 기대할 수 없다. 그 치료들로 그 독이 누적되면 면역체계가 와해되어서 환자가 다른 감염과 부작용에 굴복하게 된다. 또한 암세포가 변종으로 되어 내성을 갖게 된다. 따라서 근본적으로 면역시스템을 강화시키는 자연요법을 병행하는 것이 바람직하다.

❻ 절제수술도 암세포가 다른 곳으로 퍼지게 할 수 있다.

가장 효과적인 암투병 방법은 암증식용 식량을 차단하여 암을 굶어 죽게 만드는 것이 좋다. 항암식품을 비롯하여 체내의 면역시스템을 최고로 높이는 것이 바람직하다. 또한 심신을 강화하여 정신적으로나 육체적으로 항암을 할 수 있는 강한 에너지를 축적하는 것이 효과적이다. 말기암환자의 기적에 가까운 완치 소식들은 강한 정신력과 육체의 면역력 강화가 결합하여 만들어낸 면역시스템의 승리이기 때문이다.

❼ 육류의 단백질은 소화가 어렵고 많은 양의 소화 효소를 필요로 한다.

소화되지 않은 육류는 창자에 남아서 부패되거나 더 많은 독소를 만들게 한다. 암 세포벽은 견고한 단백질로 쌓여 있기 때문에 육류 섭취를 줄이거나 삼가 해야 한다. 그렇게 해야 더 많은 효소가 암세포의 단백질 벽을 공격할 수 있게 한다. 인체의 킬러 세포가 암 세포를 파괴하도록 만드는 작용을 촉진하기 때문이다.

❽ 보조식품들은 암세포의 킬러 세포를 활성화하며 면역체계를 형성한다.

비타민E와 같은 보조식품들은 특수한 효과가 있다. 유전자에 의한 세포의 능동적 죽음(아포토시스, apoptosis) 또는 손상 입은 필요치 않은 세포를 인체의 자연적 방법에 의해 없애는 프로그램 세포사를 일으키는 것으로 알려졌다. 그 밖에도 항암성분이 강한 보조식품들은 면역시스템을 강화하는 효과가 뛰어나다.

❾ 암은 영혼, 육체, 정신의 질병이다.

절대긍정의 정신은 암과 싸우는 사람을 승리자로 만드는 데 결정적인 영향을 미친다. 영혼이 맑고 평화로우면 육체와 정신은 이에 따른다. 분노, 불관용, 비난은 인체를 스트레스와 산성의 상태로 만들어 암세포가 활동할 수 있는 환경을 만들어 준다. 반면에 "미안합니다. 용서하세요. 감사합니다. 사랑합니다."의 미용감사의 마음은 알칼리의 상태로 만들어 면역력을 높여준다.

❿ 암 세포는 유산소(oxygenate) 환경에서는 활발하게 번성할 수 없다.

매일 운동을 하고 심호흡을 하는 것은 암 세포를 파괴하는 작용력을 높여준다. 암세포는 산소가 부족한 환경에서 잘 생성되고 번성한다. 유산소의 환경은 정상세포의 활동력을 왕성하게 하며 면역세포들의 작용력을 배가 시킨다.

2. 암의 발병원인과 면역요법

암의 발병원인은 광범위할 정도로 다양하게 분포되어 있다.

방사능을 비롯하여 유전성, 영양불균형, 스트레스, 환경오염 등 셀 수가 없다. 그러나 면역시스템은 통일적으로 몸과 마음의 에너지로 귀결된다. 결론적으로 암의 발병원인이 어떻든 면역시스템이 강화되면 충분히 이겨낼 수 있기 때문이다.

❶ 유전적 요인이나 특별한 가족의 병력이 암 발병률을 높인다.

영양에너지의 균형이 잘 잡혀 있다면 면역시스템이 가동하여 암을 예방하고 극복할 수 있다. 유전적 기질과 상관없이 독소를 해독하고 최상의 영양에너지로 면역체계를 관리하면 암은 절대 문제가 되지 않는다.

❷ 빈약한 영양상태와 바이러스는 특정 암을 유발하는 원인이다.

헬리코박터 파이로리균은 위암과 관련이 있다. 또 유두종바이러스는 자궁경부암을 유발하는 원인이 되는 것으로 알려져 있다. 이에 대해서 영양에너지의 균형을 잡아주며 면역시스템을 강화하면 이 바이러스들은 쉽게 처리하여 건강을 유지할 수 있다.

❸ 환경오염, 중금속오염, 벤젠, 다이옥신, 배기가스 등은 암을 유발한다.

항산화제와 식물 영양소, 풍부한 미네랄과 효소의 영양에너지가 균형을 잡고 있다면 문제가 없다. 면역시스템은 외부의 이물질이나 독소물질을 해독하여 배출한다. 잠재적인 암세포에 대해서도 면역세포들이 완벽하게 제거한다.

❹ 간의 기능저하로 해독력이 떨어지면 암에 걸리기 쉽다.

간기능을 강화하는 체질개선을 하면 해독력은 회복할 수 있다. 간기능이 약한 체질은 꾸준하게 체질개선을 하여 간기능을 정상화할 수 있다. 간기능이 저하되면 독소중독이 될 수 있기 때문에 체질개선으로 면역력을 강화할 수 있다.

❺ 방사능 요오드와 세슘, 스트론튬의 유출로 암에 걸릴 위험성이 높다.

방사능 요오드와 세슘, 스트론튬에 대비하여 미네랄 섭취가 충분히 균형을 잡고 있으면 예방과 해독이 될 수 있다. 방사능 요오드와 세슘에 대한 미네랄뿐만 아니라, 필수미네랄 에너지가 균형을 잡고 있다면 면역시스템 전선에 이상이 없다. 미네랄과 비타민, 효소의 작용력은 면역력을 최대한 높여 철통같은 방어를 할 수 있기 때문이다.

❻ 스트레스와 부정의식이 면역시스템을 파괴하여 암 발병률을 높인다.

근본적인 체질개선으로 몸과 마음의 균형을 잡고 면역시스템을 복원하면 암을 예방하고 극복할 수 있다. 암에 가장 암적인 요소는 불평과 불만, 분노, 부정, 절망 등의 감정이다. 몸과 마음의 문제점을 해결하고 면역력을 강화하면 건강한 삶을 누릴 수 있다.

이상의 발암원인과 면역요법의 관계를 살펴보면 면역시스템을 이해할 수 있다.

또한 면역력을 강화하는 여러 조건 중에서 뺄 수 없는 것이 면역식단이라는 것을 알 수 있다. 실제 건강하고 성공적인 삶을 사는 사람들은 그들만의 면역식단이 있다. 그들은 하나같이 건강의 중요성을 인지하고 면역식단의 중요성을 알고 있었다. 단순한 건강이 아니라, 에너지의 파워를 높이는 식단과 항암식품을 항시 섭취했다.

따라서 면역력 강화를 위해서는 무엇을 먹고 있는지, 어떻게 생활하는지 등의 섭생과 생활습관의 점검이 필요하다. 생활습관을 하루 아침에 바꾸는 것은 쉽지 않지만 섭생은 변화시키기가 쉽다. 음식이 곧 자신의 에너지를 구성하며 면역시스템을 형성한다는 원리를 이해하면 즉각 변화를 할 수 있다. 맛있는 음식을 포식했다고 면역이 강화되는 것은 아니다.

또 항암식품만 많이 먹는다고 면역력이 강화되는 것도 아니다. 영양에너지의 균형을 잘 이루는 면역식단을 찾고 최고의 에너지를 축적하는 것이 중요하다.

그렇게 되면, 강한 면역력으로 건강을 유지할 수 있을 뿐 아니라 에너지가 넘치는 삶을 영위할 수 있다. 면역력을 강화하며 동시에 에너지가 넘치게 하려면 인체의 에너지 생성 소기관이 미토콘드리아를 알아두는 것이 좋다.

‖ 인체의 에너지 생성 소기관은 미토콘드리아

미토콘드리아는 진핵세포 안에 존재하면서 호흡을 수행하고 에너지를 생성하는 소기관이다.

구형 또는 막대 모양이고, 크기는 0.2~0.5㎛ 정도다. 하나의 세포 속에 들어 있는 수는 세포에 따라 다르지만 간세포처럼 활동이 왕성한 경우 2,000개 이상 들어 있다.

생화학적인 연구 결과 미토콘드리아가 세포 속의 발전소 역할을 한다는 점이 밝혀졌다.

미토콘드리아는 크리스테 부위에서 산화적 인산화 반응을 통해 생명체의 에너지인 에이티피(ATP)를 합성한다. 그렇게 하여 인체의 에너지생성의 기관으로 매우 중요한 역할을 한다.

미토콘드리아는 기능이 저하되면 에너지 생성이 약화되어 조직과 기관의 질병을 초래하는데, 기능 저하의 원인은 체력소진, 에너지과부하, 영양불균형, 심리적 위축, 부정의식, 스트레스, 무기력 등이다. 특히 부정의식은 에너지 저하를 불러일으키는 방어적 심리로 인해 미토콘드리아의 기능을 저하시키는 주된 작용을 한다. 반면에 긍정의식은 에너지 발산을 불러일으켜 행동력을 강화시킨다. 따라서 미토콘드리아가 강화되어야 에너지의 생성이 왕성해진다. 미토콘드리아를 강화하는 방법은 단백질과 필수지방산, 미네랄 등 체내 영양소를 강화시켜야 한다. 주영양소와 부영양소의 균형을 유지시켜주며 정신적으로도 밝고 활기차며 긍정적으로 살아가는 것이 중요하다.

이와 같이 면역력 강화에 최선을 다하면 더 이상 두려움에 대해 더 이상 떨지 않아도 된다.

방사능과 암은 상당부분이 인간에 의한 자연 파괴의 인재에 해당한다. 원폭투하나 원자력발전소를 비롯하여 각종 환경오염 등의 인공적 재앙이 그 문제의 진원지이다. 그렇기 때문에 역으로 그 인재에 대해 면역요법을 강화하여 충분히 막을 수 있다는 해결책도 있다.

방사능과 암은 올바른 섭생법과 생활습관으로 변화를 시키면 면역시스템의 강화로 충분히 예방하고 해독을 할 수 있다.

고사성어로 '진인사 대천명'이라는 말이 있다. 인간으로서 할 일에 대해 최선을 다하면 그 다음은 하늘의 명을 기다리면 된다. 라는 뜻이다. 일에 대해서나 방사능과 암의 면역에 대해서나 최선을 다하는 자세는 그만큼 중요하다.

따라서 방사능과 암을 극복하는 면역요법은 이 시대를 살아가는 모든 분들이 반드시 알아야 할 내용이고 실행해야 할 덕목이다. 유비무환의 자세로 미리 충분히 면역력을 강화하는 준비를 다한다면 어떤 질병이 찾아와도 능히 극복할 수 있기 때문이다.

♣ 면역력 신호등 테스트

1. 육체적 징후
    1. 머리가 뜨거우며 가슴이 답답하다. ☐
    2. 뒷목이 뻣뻣하고 어깨가 뭉쳐 결린다. ☐
    3. 내장이 차며 소화가 잘 안 된다. ☐
    4. 각종 알레르기 반응이 잘 일어난다. ☐
    5. 감기와 독감에 잘 걸리며 염증성질환이 있다. ☐
    6. 두통이 잘 느껴지고 불면증이 있다. ☐
    7. 몸이 잘 붓고 변비나 설사가 잘 생긴다. ☐
    8. 관절과 근육통증이 많고 만성피로가 있다. ☐
    9. 건선과 습진 및 피부트러블이 잘 생긴다. ☐
    10. 혈압이 높으며 혈액순환이 잘 안 된다. ☐

2. 정신적 징후
    1. 스트레스를 잘 받으며 부정적이다. ☐
    2. 일상에서 불안과 초조감을 잘 느낀다. ☐
    3. 정신적 충격을 겪고 잘 벗어나지 못한다. ☐
    4. 성격과민으로 대인관계를 잘 못한다. ☐
    5. 의욕이 없고 후회와 짜증이 잘 일어난다. ☐
    6. 우울증이 있으며 감정기복이 심하다. ☐

7. 현실에 대한 분노와 불평불만이 많다. ☐
8. 집중력이 떨어지고 매사 무관심하다. ☐
9. 사소한 일에도 근심하고 걱정을 많이 한다. ☐
10. 심리적 상처로 인해 두려움이 많다. ☐

3. 생활습관

1. 대식과 폭식을 하며 식사시간이 불규칙적이다. ☐
2. 일주일에 4일 이상 술을 마시고 담배를 피운다. ☐
3. 기분을 중시하며 규칙적인 생활을 하지 않는다. ☐
4. 쉬는 날에는 더 많이 먹고 빈둥거리는 것을 좋아한다. ☐
5. 음식에 대한 원칙이 없고 건강관리에 관심이 없다. ☐
6. 운동을 싫어하며 누워서 쉬는 것을 즐긴다. ☐
7. 가공육을 비롯하여 과자, 인스턴트식품을 좋아한다. ☐
8. 잠을 잘 못 이루며 많이 잤는데도 개운치가 않다. ☐
9. 다이어트를 해도 비만해소가 안되며 과체중이다. ☐
10. 음식을 많이 섭취해도 살이 찌지 않고 저체중이다. ☐

면역력 신호등 체크

위의 체킹에서 6개 항목이하이면 정상이며 면역력이 좋은 푸른 신호등이다. 12개 항목이상 이면 면역성이 떨어진 것을 나타내는 노란 신호등으로 이미 질병에 노출되어 있다. 18개 이상이면 심각한 질병의 위험성이 있는 적신호등으로 면역시스템을 강화해야 한다. 노란 신호등과 적신호등은 면역관리를 철저하게 실행해야 하는 수준이다.

차례

머리말 방사능을 극복하는 면역식단요법 ··· 5
일러두기 방사능과 암의 비교 및 암의 발병원인과 면역요법 ··· 12
면역력신호등 테스트 ··· 24

1장
방사능과 면역식단

방사능과 인체의 면역체계 ··· 31
세슘과 요오드, 스트론튬의 방사선 노출 VS 면역시스템 ··· 38
면역력과 질병의 역학적 관계 ··· 46
방사능을 극복하려면 면역력을 높이는 자율신경을 강화하라 ··· 53
일반음식과 면역식단의 차이점 ··· 60

2장
방사능과 미네랄의 작용

미네랄 강화가 면역력의 핵심적 조건 ··· 69
면역력을 높여주는 대표적인 필수 미네랄과 식품의 종류 ··· 77
방사능을 극복하는 미네랄과 효소의 작용 ··· 83
면역력을 높이는 식단의 재구성 ··· 90
  • 자연식품을 먹는다 ··· 91
  • 단순식품을 먹는다 ··· 92
  • 미네랄식품을 먹는다 ··· 93

- 체질을 강화하는 식품을 먹는다 · · · 94
- 체온을 높이는 식품을 먹는다 · · · 95

체질을 개선하면 면역력이 강화된다 · · · 97

면역력을 높이는 식단의 비결

면역력의 핵심은 영양에너지의 균형 · · · 105
9m 소화관과 면역력의 관계 · · · 113
각종 암의 면역시스템을 위한 항암식품 · · · 119
두뇌의 교감신경 VS 소화기의 부교감신경의 균형 · · · 127
어린이와 청소년, 성인, 노년층을 위한 연령별 면역식단 · · · 133

근본적인 면역력 강화를 위한 체질개선

체온과 비례하는 면역의 시스템 · · · 141
세포영양의 불균형을 초래하는 영양성분의 중독에서 벗어나라 · · · 148
다이어트 효과를 촉진하는 면역식품 · · · 155
과다한 소금섭취량의 문제와 면역력을 강화하는 죽염의 효과 · · · 162
면역력을 높여주는 동이장부탕(가물치, 잉어, 장어, 붕어)의 보양식 · · · 168

5장

한 달 안에 면역력을 높여주는 항암식품 31종

곡류 현미, 쌀겨, 보리, 귀리, 참깨 ··· 177
채소류 신선초, 부추, 양배추, 순무, 락교, 피망 ··· 183
과일류 사과, 딸기, 키위, 레몬, 멜론 ··· 190
어패류 가리비, 등 푸른 생선, 오징어먹물, 새우, 연어 ··· 196
버섯류 표고버섯, 송이버섯, 팽이버섯, 말굽버섯 ··· 202

6장

면역력의 시너지를 높이는 자연요법

체온을 올려주는 면역식단 ··· 211
방사능과 암을 극복하는 야채수프의 힘 ··· 218
방사능 예방과 해독에 좋은 면역식단 ··· 225
일상생활에서의 면역력 강화법 ··· 234
  • 기혈순환을 강화하는 지압법 ··· 235
  • 근육과 골격을 바로잡는 미골운동법 ··· 236
  • 면역력을 강화하는 걸음걸이운동법 ··· 238
  • 스트레스를 극복하는 심신조절법 ··· 240
방사능 극복을 위한 가정식 면역식단 ··· 242

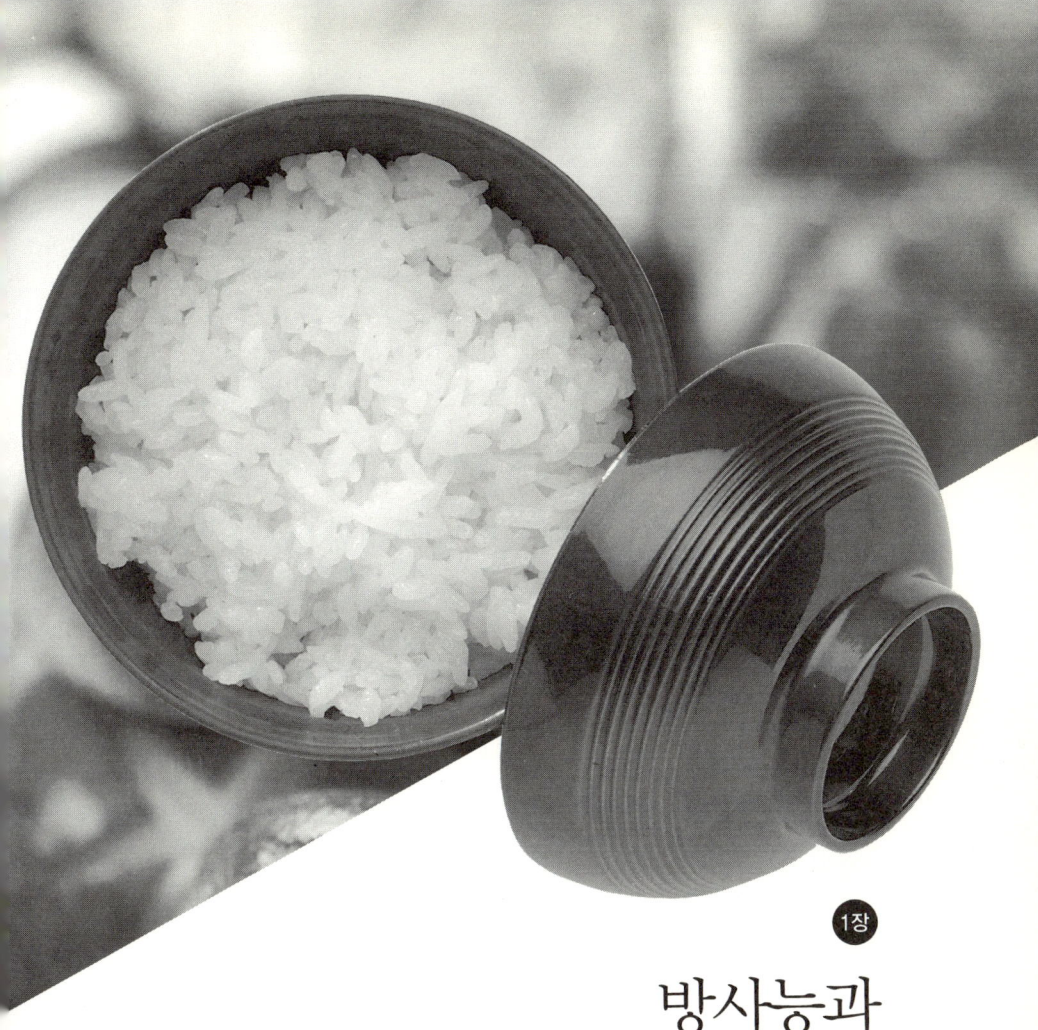

1장

방사능과 면역식단

면역기능이 제대로 작동하지 못할 때는
위험한 세포가 인체 내에서 그 힘을 발휘한다.
그렇게 되면 돌연변이 세포는 끊임없이 불어나게 되고
마침내 암이 발생할 수도 있다.
방사선에 노출된 양이 많음에 따라 암의 발생 확률이 증가한다.

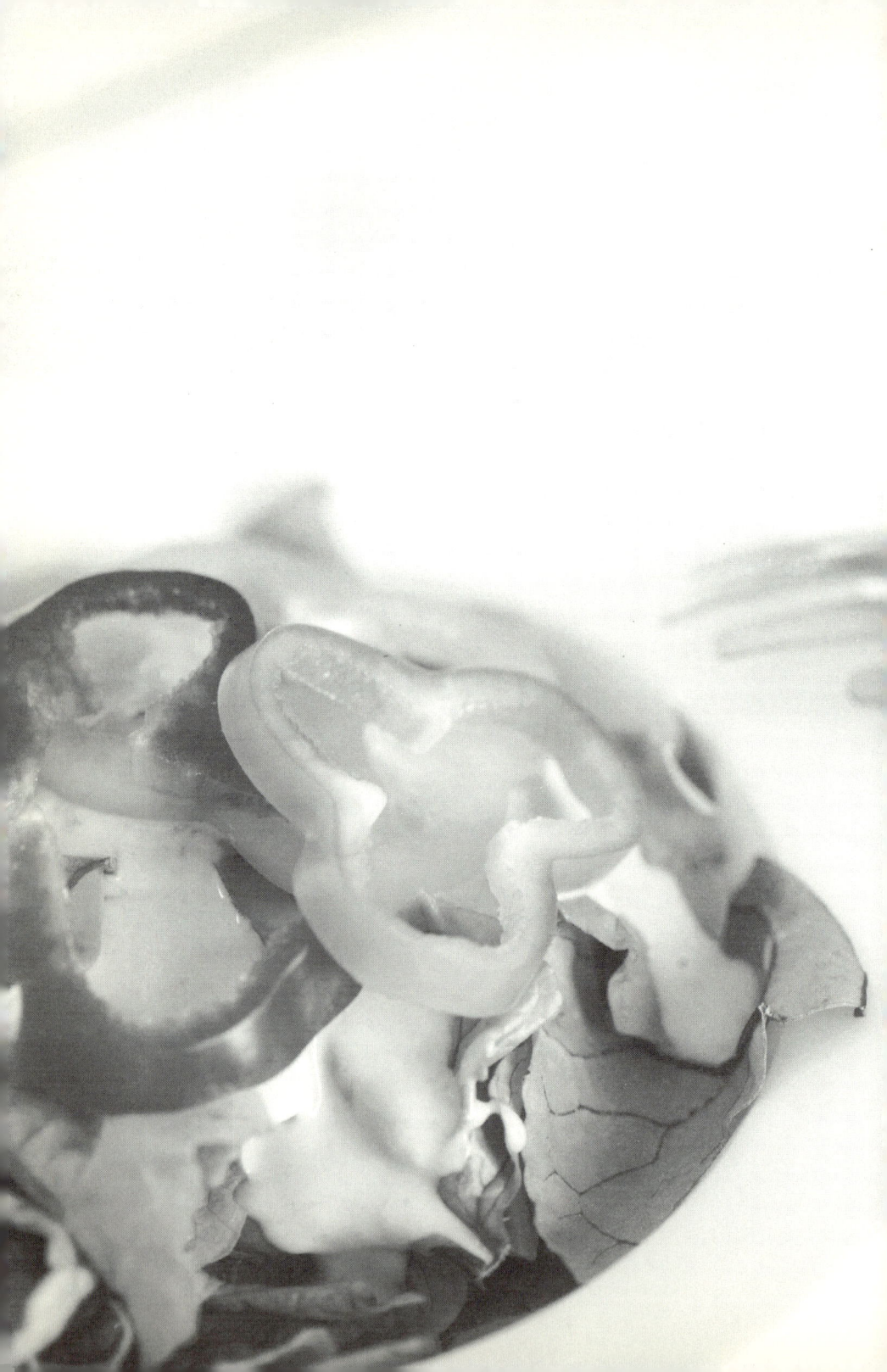

방사능과 인체의
면역체계

　방사능은 정말 위험한 것일까?

　많은 사람들이 방사능에 대해 가지는 이러한 의문들은 명쾌한 정답을 내리기가 어렵다.

　대량의 방사능 유출은 위험성이 높은 것이 주지의 사실이다. 하지만 마리 퀴리가 발견한 것처럼 매력적인 물질이기도 하며 여러 과학적 분야에서 유익하게 상용되고 있다.

　그렇기 때문에 방사능을 어떤 한 면으로 볼 것이 아니라, 양면으로 볼 필요가 있다.

　모두가 두려워하듯 방사능의 대량 유출은 악마처럼 사람의 목숨을 빼앗아갈 수도 있다. 반면에 방사능을 유익하게 활용하면 천사처럼 생활의 전반에 큰 도움을 주기도 한다. 그래서 방사능에 대한 문제는 위험성과 안정성의 경계를 제대로 아는 것이 중요하다. 그 위험성을 알려면 우선은 방사능과 방사선 피폭에 대해서 알아보아야 한다.

"방사능은 불안정한 원소의 원자핵이 붕괴하면서 내부에서 방사선을 방출하는 현상이다. 불안정한 상태의 물질이 안정한 상태의 물질로 되기 위해 자신이 갖고 있던 에너지의 일부를 빛으로 방출하는데, 이와 같은 현상을 방사능이라고 한다."

"방사선 피폭은 물체가 방사선의 에너지를 흡수하는 현상이다. 피폭으로 인해 발생하는 위험을 예측하려면 물질이 흡수한 에너지의 양을 아는 것만으로는 부족하다. 방사선 입자는 그 종류에 따라 생물에 다양한 영향을 미치기 때문이다."

이러한 방사능은 알파선, 베타선, 감마선 또는 중성자로 인체에 침투할 수 있는 위험성이 있다. 알파선은 몸 안에서 그 주변의 물질과 강하게 작용하여 국부적으로 막대한 피해를 입힌다. 베타선과 감마선은 큰 덩어리로 빠르게 흩어진다. 그리고 중성자는 오랜 기간 동안 물질을 조금씩 손상시킨다. 방사선이 인체에 미치는 영향은 시버트라는 단위로 계산한다. 시버트는 방사선으로 인한 생물학적 효과만을 나타내는 단위다.

방사선량이 인체에 미치는 영향

❶ 100밀리시버트 이하 : 결정적인 영향은 없다. 영향의 결과가 크지는 않지만 발생하는 정도가 잦다. 일상생활에서 받는 자연 방사능의 수준이나 원자력 발전소 또는 원전 수거물 처분 시설에서 받는 인공 방사능의 수준이 대부분 여기에 속한다.

❷ 100~1,000밀리시버트 : 암 발생률이 조금씩 증가한다는 사실이 과학적으로 증명되기도 했다. 결정적 영향은 거의 나타나지 않는다. 그러나 심각한 손상이 있을 수 있으므로 법적으로 규제하는 양이다.

❸ 1,000~10,000밀리시버트 : 확률적 영향이 증가하기 시작하여 조직과 기관이 조금씩 손상된다. 양에 따라 점점 빨리 손상되며 그 정도도 심각해진다. 강력한 규제가 필요하며, 심한 경우 격리치료를 감행해야 한다. 조혈기 장애가 일어나 피폭 2~3주 후부터 백혈구 감소증과 혈소판 감소증, 골수발육 부전이 발생하며, 4~6주 후 감염과 출혈로 사망할 수도 있다.

❹ 10,000밀리시버트 이상 : 살아남기 어렵다. 단 며칠 사이에 결정적 영향으로 죽을 수 있다.

소화기 장애발생, 피폭 2~3일 후부터 복통, 발열, 설사증상, 2주 후 장염과 쇼크로 사망한다.

인체가 법적 규제이상의 방사선량에 노출되면 과연 어떤 일이 일어날까?

인체에 대해 방사선이 주로 공격하는 것은 DNA 분자다. 그렇기 때문에 적어도 이론상으로는 알파선의 약한 공격에도 유전정보가 손상될 수 있다. 또한 암과 같은 질병이 생길 수도 있다. 단기적으로 백혈구와 적혈구를 생산하는 골수가 방사능 노출에 가장 민감하게 반응한다. 그렇게 백혈구가 파괴되면 빈혈이 생기거나 전체적인 면역 기능이 떨어질 수도 있다. 강도가 높은 방사능에 부분적으로 노출되면 그 위험성은 한층 더 높아진다.

방사능으로 오염된 공기나 물, 음식물을 먹으면 훨씬 더 치명적이다. 몸속으로 들어온 방사능의 위험정도는 몸 밖에서 조이는 것의 수십만 배나 더 강할 수 있기 때문이다.

그렇다면 대량의 방사선에 노출되면 어떻게 될까? 생명을 파괴하고 죽음에 이르게 할 정도로 거대한 에너지에 세포가 노출되면 심각한 문제가 초래된다. 먼저 괴사세포가 매우 많이 생겨난다. 그 다음에는 수가 너무 많아 제거할 수도 없으며 재생도 불가능하기 때문이다.

방사선은 이렇게 치명적인 위험성을 지니고 있다.

또 한 가지 방사선의 위험성에 관한 결정적 영향력도 두 가지 양상을 지니고 있다는 점이다.

첫 번째 양상은 단기간 대량의 방사선 피폭을 받았을 경우에는 손상된 세포를 임상적으로 관측할 수 있다는 점이다. 원인과 증상의 인과관계가 명확하게 나타난다. 두 번째 양상은 같은 상황인데도 불구하고 표면으로 나타나지 않는 경우가 있다. 어떤 조직이 영향을 받고 방사선의 형태가 어떠한가에 따라서도 큰 차이가 생긴다.

그러나 두 번째 양상의 경우엔 방사능의 잠복기가 있다. 또한 소량의 방사능에 노출되었을 때도 마찬가지이다. 반응이 즉시 나타나지는 않지만 방사선이 세포 속의 DNA 분자를 손상시키는 경우가 있기 때문이다. 실제 알파나 베타, 감마선이건 간에 방사선은 다양한 방식으로 DNA 분자의 사슬을 끊을 수 있다. DNA가 끊어진다는 것은 다른 세포가 죽는 것과 크게 다르지 않다. 다만 인체는 세포복원을 담당하는 장치를 가동시켜 손상된 DNA를 회복하기도 한다. 인체는 매일 수십억개 정도의 세포를 복원한다. 그러나 드물게 복원이 제대로 이루어지지 않는 경우도 있다. 세 가지의 예측이 가능한데, 첫 번째는 괴사세포를 만드는 것이고, 두 번째는 세포가 예정대로 죽는 것이다. 문제는 세 번째의 경우로 DNA의 변이형이 나타나는 경우이다. 그렇게 되면 문제가 발생한다. 변이형 DNA는 세포를 죽이지는 않는다. 하지만 나중에 더 큰 위험성을 불러일으킬 수 있기 때문이다.

DNA의 변이형은 돌연변이 세포이다. 인체는 돌연변이 세포를 포착하고 제거하는 면역체계를 가지고 있다. 그런데 이 면역체계가 얼마나 강하게 작용하느냐에 따라 돌연변이 세포에 대처하는 과정이 달라진다.

즉 면역기능이 제대로 작동하지 못할 때는 위험한 세포가 인체 내에서 그 힘을 발휘한다. 그렇게 되면 돌연변이 세포는 끊임없이 불어나게 되고 마침내 암이 발생할 수도 있다.

이런 상황은 방사능과 면역체계의 관계를 명확하게 나타낸다.

생명을 위협할만한 요소는 방사선량에 따라 달라진다. 하지만 소량의 방사선에 대한 인체의 반응은 면역체계가 강할수록 위험성이 낮아질 수 있다는 사실이다. 확률적 영향으로 방사선에 노출된 양이 많음에 따라 암의 발생 확률이 증가한다. 그러나 얼마 이상에서 발생한다는 정해진 양이 없다. 그 점은 아무리 많은 양에 노출된다고 해도 암이 발생하지 않으면 이상이 없다고 본다. 그렇기 때문에 방사능에 대한 위험성은 면역체계와 뗄 수 없는 관계에 있다. 면역기능이 강해 돌연변이 세포를 포착하고 제거하는 시스템이 잘 가동되면 건강을 유지할 수 있다는 것이 중요하다.

이러한 방사선의 양상에 비추어 적외선에 대한 반응을 비유 하자면 다음과 같다.

얼굴이 햇빛에 노출되어 적외선을 쬐일 경우 피부 면역체계에 따라 많은 차이점이 있다.

면역체계의 차이와 무관하게 잠간동안 적외선을 쬐이면 피부는 대부분 아무렇지도 않다.

그러나 장시간 적외선에 노출되면 피부 면역체계가 약한 사람은 화상이나 피부암을 불러일으킬 수 있다. 반면에 피부 면역체계가 강한 사람은 얼굴이 붉게 그을려질 수는 있지만 큰 위험성은 없다. 방사능도 이와 유사한 작용력을 지니고 있다. 그래서 방사능에 대해 최대한 주의를 요하며 면역체계를 강화시키면 피해를 최소화할 수 있다.

따라서 방사능의 위험성에 주목하기 보다는 면역에 주의를 요하는 것이 더 중요하다. 더 나아가 정작 중요한 것은 면역체계를 강화하는 것이 훨씬 건강의 확률이 높다.

세슘과 요오드, 스트론튬의
방사선 노출 vs 면역시스템

방사선을 방출하는 방사성 물질은 심각한 문제가 된다.

질병유발이나 유전자(DNA) 돌연변이를 일으켜 기형아 출산, 유전병 발생에 영향을 미치기 때문이다. 일본 원전 사고로 유출된 방사성 물질 가운데 가장 위험한 것은 '세슘'과 '요오드', '스트론튬'이다. 우라늄이 분해되는 과정에서 그 방사선이 생긴다. 세슘은 동위원소(양자 수는 같으나 질량수가 다른 원소) 중 하나이다. '세슘-137'은 자연 상태엔 존재하지 않고 핵실험 등의 결과로 발생한다. 강력한 감마선으로 암세포를 죽이기 때문에 병원에서 자궁암 등의 치료에 사용되기도 한다. 하지만 정상세포가 그것에 노출되면 반대로 암 등이 발생할 수 있다. 세슘은 축적된 양이 반으로 줄어드는 반감기가 30년이다. 모두 없어지려면 60년이 걸린다. 스트론튬은 칼슘과 성질이 비슷해 체내에 들어갈 경우 뼈에 축적되기 쉬우며 골수암과 백혈병의 원인이 되기도 한다. 체내에 흡수되면 뼈에 모인 채 좀처럼 몸 밖으로 배출되지 않기 때문에 성장과정의 아이와 청소년에게 심각한 악영향을 줄 수 있다. 스트론튬90의 경우에는 단기간에 반감되는 요오드와 세슘에 비해 반감기가 18년으로 장기간 피폭 가능성이 높다. 스트론튬은 요오드와 세슘보다 인체에 치명적으로 더 위험한 방사능 물질이다.

요오드와 세슘보다 늦게 스트론튬 검출을 발표한 일본 문부과학성은 변명을 했다.

"검출된 스트론튬은 극미량이어서 건강에 영향이 없다"고 강조했다. 하지만 스트론튬은 요오드와 세슘처럼 법정한도(기준치)가 정해져 있는 것이 아니다. 그렇기 때문에 '아주 미량'의 기준 역시 모호하다. 따라서 방사선을 피하거나 자연적으로 사라지기를 기다리는 것은 무리다. 방사선 노출 위험지역에 있는 한, 달리 방법이 없다. 단 유일한 방법이 있다면 면역시스템을 최대한 강화하는 것이 도움이 된다.

방사선은 그 성분이 미네랄이기 때문에 특정 미네랄 강화로 면역시스템을 강화할 수 있다. 인체의 면역시스템은 필수 미네랄이 충분한 때는 불필요한 미네랄은 체외로 배출한다. 필수 미네랄이 충분하면 불필요한 미네랄이 체내로 들어와도 결합할 상대가 없기 때문이다.

하지만 필수 미네랄이 부족한 상태에서는 위험성이 높아진다. 부족한 상태에서는 유해 미네랄이 과잉으로 들어오면 배출이 안 되기 때문이다.

예를 들면, 필수 미네랄인 철이 체내로 들어오면 헤모글로빈의 성분이 되는 보조효소로 작용한다. 그런데 철이 부족해지면 화학적으로 비슷한 성질을 지닌 수은 등이 이를 대신해서 각종 건강장해를 일으킨다. 그래서 유해 미네랄을 배출하기 위해서는 필수 미네랄을 균형 있게 섭취해야 면역시스템이 작동한다. 그러한 조건이 되어야 체내의 미네랄 균형을 맞출 수 있고 유해 미네랄을 배출할 수 있다. 예를 들면, 칼슘과 아연, 동, 철, 셀레늄, 크롬 등의 필수미네랄은 수은, 납, 카드뮴 등의 유해 미네랄의 흡수를 방지하며 배출을 촉진한다.

따라서 필수 미네랄이 충분하면 면역시스템이 강화되어 체내의 유해 미네랄을 배출할 수 있어 건강을 유지할 수 있다. 반면에 필수 미네랄이 부족하면 유해 미네랄을 배출할 수 없기 때문에 건강의 심각한 이상을 초래할 수 있다.

결국 체내에 필수 미네랄을 충분히 공급하면 유해 미네랄의 해를 방지할 수 있다.

이러한 미네랄에 대한 면역시스템은 방사선의 세슘과 요오드, 스트론튬에도 적용이 된다. 그래서 세슘이 체내에 축적됐다면 '프러시안블루' 라는 세슘 결합제를 복용한다. 세슘 결합제로 체내에 있는 세슘을 몸 밖으로 배출시킬 수 있기 때문이다.

요오드의 경우에도 마찬가지이다. 요오드가 체내에 축적됐다면 6시간 전까지 '안정화 요오드' 라는 치료약을 투여 받으면 갑상선 침투를 막을 수 있다. 그래서 방사선 노출 후 일본 정부는 원전 인근에 거주한 주민들에게 비상치료제로 '요오드' 를 배포했다. '방사성 요오드' 가 축적되기 전에 '자연 요오드' 를 섭취하여 방사성 요오드를 몸 밖으로 빠져나가도록 한 조치였다. 인체는 필요한 요오드가 일정량을 넘을 경우 자연적으로 배출시키기 때문이다.

만약 그렇게 하지 않으면 '방사성 요오드(요오드 131)' 는 인체 내에서 갑상선에 축적돼 면역시스템을 파괴한다. 그 결과 갑상선암 등 각종 암을 유발하고 갑상선에서 이뤄지는 호르몬 작용을 교란시킨다.

그렇기 때문에 면역시스템으로 비방사성 요오드를 섭취하게 하는 것이 효과적이다. 비방사성 요오드를 섭취하면 방사능이 몸에 계속 축척되는 것을 막을 수 있다. 인체의 면역시스템은 몸에 큰 해가 없는 비방사선 요오드를 미리 섭취하면 방사선 요오드를 축척하지 않고 배출시킨다. 그래서 방사선 요오드에 대한 면역시스템으로 요오드가 많이 함유된 음식을 섭취하는 것은 도움이 된다. 요오드가 많이 함유된 천일염이나 미역, 다시마, 두부, 김, 등의 해조류나 유제품으로 우유, 치즈, 요구르트 버터 등이 좋다. 이러한 음식들은 방사선 배출에 도움을 주지만 해독작용을 하거나 근본적인 치료제는 될 수 없다.

방사선은 직접 접하면 몸의 면역체계를 파괴하는 작용을 하기 때문에 단순한 음식으로는 한계가 있다. 세포의 연결고리를 끊는 무서운 물질이며 동시에 몸의 면역체계를 흔들어 놓는다. 그렇게 되면 면역시스템이 깨지면서 모든 질병에 모두 취약해진다. 작은 질병에도 잘 걸리고 낫지도 않는 결과를 가져온다.

따라서 방사능 노출에서 가장 중요한 것은 면역시스템이다.

인체의 세포는 자기인식을 통해 몸속에 존재한다. 그런데 그러한 자기인식이 되지 않는 세포나 단백질은 이물질로 간주되어 배제하도록 되어 있다. 인체의 자기인식이 되지 않은 것은 몸속에 있는 돌연변이 세포나 외부의 물질들이다. 외부의 물질들은 몸 밖에서 들어오는 병원균, 바이러스, 알레르기 물질, 방사선 물질 등을 가리킨다.

이러한 이물질들을 찾아내서 죽이거나 상처를 입혀 물리치는 것이 면역세포이다. 또한 전체적으로 질병의 원인을 찾아서 방어를 하고 치유를 하는 것이 면역시스템이다.

이러한 면역시스템은 방사선의 노출에 대해서도 예외는 아니다. 독성이 되는 외부의 이물질에 대해 자기가 아닌 것을 배제하고 질병으로부터 방어와 치유를 한다. 면역세포는 어떤 종류의 이물질을 기억하고 방어하는 시스템이 있다.

그렇기 때문에 방사선 노출에 대해서도 피폭을 최소화하려는 노력은 해야 한다. 하지만 그전에 면역시스템을 강화하는 것이 더 시급하다. 일단 방사능에 피폭 되었을 경우, 일차적인 피해는 면할 수 없다. 직접 피폭은 화상과 동반하는 피부괴사 등 피해를 입을 수 있다. 또한 간접적인 피해를 받아도 인체에 방사능 성분이 축적 되는 위험성이 있다.

그럴 경우에 의학적인 조치를 취하는 것은 한계가 있다. 그것보다는 근본적으로 면역시스템을 강화하는 쪽이 훨씬 효과적이다. 장기적으로 방사능의 위험은 암 발생의 확률을 높인다. 기본적인 세포분열을 방해하여 정상적인 세포를 죽이고 비정정상적인 세포가 증식하는 암이 유발된다. 그럴 때 면역시스템의 작용력이 중요하다. 면역시스템의 주요한 기능을 알아보면 다음과 같다.

면역시스템의 주요한 기능

❶ 방사능과 같은 외부 이물질의 배출이나 감염에 대한 방어력을 지닌다.

방사능과 같은 외부 이물질을 감지하고 배제하며 인체외부로 배출한다. 면역의 균형이 잡혀 있으면 이물질을 배출한다. 또한 신종 플루 등의 바이러스나 병원균 등의 감염을 방지한다.

❷ 이물질의 정확한 식별을 통해 인체의 유해한 것을 걸러내고 상처나

질병을 치유한다.

이물질의 해악여부를 판단한다. 방사능, 암세포, 바이러스, 병원균처럼 자기인식이 되는 세포와 다른 것을 구별한다. 또한 상처를 입거나 지친 체내 세포를 원래의 모습으로 되살린다.

❸ 항체를 형성하여 질병의 원인이 되는 물질들로부터 방어를 하고 인체를 보호한다.

각종 바이러스에 대항하는 항체를 만들어 방어한다. 천연두를 비롯하여 각종 전염성 간염 등에 대해 항체를 형성하면 두 번 걸리지 않도록 강한 면역성을 나타낸다.

❹ 노화를 방지하며 각종 암을 비롯한 여러 가지 질병을 예방하거나 자연치유를 한다.

신진대사를 활성화하여 기능저하나 세포조직의 노화를 막아준다. 또한 세포가 변이된 암세포를 발견하여 공격해서 물리치고 치유를 하며 질병을 예방한다.

❺ 스트레스를 해소하고 밝고 활기차며 즐겁게 살 수 있는 건강의 유지를 도와준다.

스트레스를 이길 수 있도록 하며 피로를 풀어주며 질병과 상처를 치유한다. 두통을 비롯하여 어깨결림, 요통 등의 불쾌증상을 예방하고 개선하여 몸과 마음을 밝고 활기차게 한다.

이상과 같이 면역시스템은 다양한 기능을 수행한다.

면역력은 곧 생명과도 같다. 만약 면역시스템이 무너지게 되면 인간은 생명을 유지할 수가 없다. 질병을 고치고 세포를 활성화하며 이물질이라는 외부의 적으로부터 인체를 지키는 방어시스템과 치유시스템이 생명을 유지하게 하는 핵심이다.

따라서 방사능에 대한 피해를 최대한 줄이기 위한 노력은 계속 되어야겠지만 그보다 우선적으로 면역시스템을 강화해야 한다. 모든 위험상황이 인지된 전제하에는 미리 예방하는 자세가 중요하다. 주지하다시피 방사능에 과다 노출되면 안전할 수 있는 생명체는 지구상에 없다. 단, 면역시스템의 차이에 의해 건강을 지키는 수준이 달라질 수는 있기 때문에 방사능에 대비하여 면역력 강화를 하는 것이 바람직한 것이다.

면역력과 질병의
역학적 관계

면역력과 질병은 자율신경의 기능에 따라 역학적 관계가 달라질 수 있다.

자율신경이 안정되어 면역력이 강하면 질병은 상대적으로 억제되거나 자연치유 되지만 질병이 악화되면 상대적으로 면역력은 떨어진다. 면역과 질병은 고양이와 쥐처럼 쫓고 쫓기는 관계이다. 면역력이 역학적 우위를 점해야 질병을 물리치고 균형을 잡을 수 있다. 그러나 방사능과 같은 외부의 이물질을 비롯해 각종 원인들 때문에 면역력이 우위를 점하는 것은 결코 쉽지 않다.

그래서 사실은 질병이 무서운 것이 아니라, 면역력 저하가 문제가 된다. 더욱이 현대인은 면역력 저하가 되어 발생하는 질병의 확률이 높다. 극심한 긴장과 스트레스로 인해 자율신경실조증을 비롯하여 각종 기능저하가 나타난다.

면역저하로 나타나는 병명은 대표적으로 암을 비롯하여, 위염, 위궤양, 각종 궤양성질환, 당뇨병, 화농성편도염, 갑상선기능장애, 충수염, 급성폐렴, 구내염, 체증, 피부질환, 동맥경화 등 셀 수 없이 많다. 그 뿐 아니라 심장병, 고혈압, 어깨결림, 요통, 관절염, 민감성대장증후군, 변비 등도 해당된다. 거의 모든 질병이 면역기능의 저하로 인해 발생한다고 해도 무방할 정도이다. 또한 일단 면역기능이 저하되면 질병의 치유가 되지 않는다. 질병이 역학적 우위를 점하면 상대적으로 면역력은 떨어지기 때문에 불치나 난치가 된다. 그런데 지금 시대는 방사능뿐만 아니라, 에이즈처럼 면역을 저하시키는 병이 맹위를 떨치고 있다. 현대사회의 문화적 환경이 면역력을 떨어뜨려 질병에 대한 역학적 우위가 약화되고 있다. 면역과 질병과의 관계를 알기 위해 면역세포의 기능과 면역시스템에 대해 알아보자.

면역세포의 기능과 면역시스템

1. 백혈구

혈액이나 림프액 속에 있는 성분이라는 것은 백혈구의 일종인 대식 세포와 호중구(호중성 백혈구), 그리고 B세포와 T세포 등이다. 그래서 면역의 주역은 혈액속의 백혈구이다.

백혈구는 보통 1mm^{3}에 4,000~8,000개가 있다. 그러나 체내로 들어온 세균 등의 외부 인자가 외적이라는 것을 알게 되면 곧 증가하기 시작한다. 감염증에 걸렸을 때 혈액 속의 백혈구가 증가하는 것은 백혈구가 세균과 싸우기 위해 동원되기 때문이다.

2. 큰 포식세포

전체 백혈구의 약 5%를 차지한다. 백혈구 중에서 가장 크며 이물질이 침투하면 즉시 잡아먹고 분해한다. 또한 이물질을 비롯한 적의 존재를 인식하고 림프구와 과립구에 명령을 내리기도 한다. 다양한 크기의 이물질들에 대해 비교적 큰 것은 과립구가 처리하도록 하고 그보다 작은 것은 림프구가 처리하도록 한다.

3. 과립구

이물질을 통째로 잡아먹으며 분해효소로 구성된 과립(알갱이)를 지니고 있다. 이물질을 잡아먹는 탐식능력은 큰 포식세포보다 더 좋다. 이물질을 막으로 싸고 분해효소와 활성산소를 이용하여 파괴한다. 이 과정에서 고름이 나오는 화농성 염증이 일어나기도 한다. 과립구는 수가 지나치게 늘어난 상태에서 이물질이 없으면 인체조직을 공격하기도 한다.

4. 림프구

큰 포식세포의 명령을 받고 이물질에 대항한다. 항체를 만들어 그 항체로 항원과 싸우며 이물질을 제거한다. 림프구는 한번 싸웠던 이 물질은 반드시 기억한다. 그래서 동일한 이물질이 침입하면 빠르게 대응한다. 이를 특정 이물질에 대한 면역이라고 한다.

5. B세포

주요기능은 각종 항체를 만들어낸다. 대식세포는 박테리아나 세균을 잡아서 입을 벌려 삼켜버리는 역할을 한다. 파괴된 세균의 시체를 먹어 치우므로 청소부라고도 한다. 대식세포는 손이 있어 박테리아나 세균을 잡아서 입을 벌려 삼켜버린다. 신체의 모든 기관에 활동하는 하나하나의 대식세포는 모양은 서로 다르나 똑같은 기능을 갖고 있다.

박테리아나 세균을 삼키며 노화된 적혈구나 각종 이물질 등 체내에 불필요한 것들을 선별하여 삼킨 후 없애고 신체를 깨끗이 보호한다. 체액성 면역을 담당한다.

6. T세포

흉선에서 유래하는 림프구이다. 면역에서의 기억능력을 가지며 B세포에 정보를 제공하여 항체 생성을 도울 뿐만 아니라 세포의 면역에 주된 역할을 한다. 세포성 면역을 담당한다.

7. NK세포

자연 살해 세포로 악성종양인 암세포를 용해하여 죽이는 림프구 세포이다. 암세포에 접촉하기만 하면 수초 내 암세포를 파괴하는 능력이 있다. 암세포에 접근하여 어떠한 암세포이건 상관치 않고 암세포의 형체가 없어질 때까지 공격하여 죽여 버린다.

모든 병의 원인은 박테리아나 바이러스 같은 요인보다는 개별적 면역체계에 있다.

개인별 면역체계인 체질이 강한 사람은 독감이 유행해도 감기에 잘 걸리지 않는다. 심지어 간염이 있는 사람과 같이 생활해도 간염에 걸리지 않는다. 체질이 강하다는 것은 면역체계가 좋다는 뜻이며 병의 원인을 방어하고 치유한다.

실제적으로 모든 질병의 99%가 면역체계의 기능저하가 그 원인이 된다.

면역 체계가 작용하면 방사능을 비롯한 모든 질병으로부터 건강을 최대한 지킬 수 있다.

다시 말해 면역력은 그 어떤 백신보다도 강력한 질병 방어 도구이다. 건강은 면역체계가 질병보다 더 강한 역학관계에 따라 결정된다. 그렇기 때문에 만일 면역력이 없다면 감기 등으로도 목숨을 잃을 수 있고, 아주 작은 질병에도 저항할 수 없게 된다. 면역체계가 무너져 면역세포의 세포막이 파괴되면 생명을 유지하기가 힘들어진다. 면역세포가 기능을 상실하면 저항력이 떨어져서 질병에 걸리며 치유가 되지 않기 때문이다.

예를 들면, 암에 잘 걸리는 체질이 있다. 그런 체질은 암세포를 잡아먹는 NK세포(자연 살해 세포)가 약한 경우가 많다. 면역체계에 이상이 생겨 그 세포막이 파괴되면 NK세포가 죽게 되어 암에 대한 저항력이 떨어져 위험해진다. 반면에 평생을 병원 문턱을 넘지 않는 체질도 있다. 꾸준하게 체질개선을 하면 면역력이 강화되어 병원에 갈 일이 없기 때문이다.

따라서 체질이 허약하여 면역체계의 균형이 깨지면 질병에 대한 위험은 매우 높다.

그것은 일본의 방사선 노출보다 더 흔하게 노출된 발암물질을 먹어야 하는 문화적 환경을 생각하면 이해하기 쉽다. 현대인의 삶의 방식은 암을 비롯한 각종 질환에 쉽게 걸릴 수밖에 없는 조건들이 많다. 방사능 노출은 최근에 일어난 자연재해지만 스트레스를 비롯한 환경오염, 각종 발암물질들은 어제 오늘의 상황이 아니다.

면역을 약화시켜 질병의 역학적 우위를 점하게 할 상황은 늘 존재한다. 심한 경우 특정질병이 절대적 우위를 점하면 면역세포뿐 아니라 정상세포의 DNA를 파괴하여 기능을 상실하게도 한다. 그런데도 지금껏 의학적으로 면역력 강화보다는 주사와 약물로 질병을 치료하는데 급급했다. 하지만 최근엔 현대의학으로 해결할 수 없는 다양한 병들이 면역체계와 큰 관련이 있다는 사실이 속속 드러나고 있다.

예를 들면, 아토피와 천식, 각종 알레르기 같은 난치병들은 흔히 치료가 잘 되지 않는다. 좋은 약을 써도 잠시 증상이 좋아질 뿐 또 다시 같은 증상이 반복된다. 그런데 면역력을 높이는 환경과 변화를 주면 자연치유가 된다.

최근 이러한 난치병을 비롯한 각종 암과 같은 질병의 원인이 새로이 밝혀지고 있다.

환경오염, 잘못된 식습관, 영양 결핍과 운동 부족, 극심한 스트레스 등 면역력의 저하로 인한 것이라는 사실이다.

따라서 현대사회에서는 더 이상 약이나 병원에 의존하는 것만으로는 건강관리를 할 수 없다. 오히려 일상적인 삶 속에서 체질을 강화하여 면역력을 높이는 것이 훨씬 건강한 삶을 살 수 있는 길이다. 결론적으로 건강의 핵심은 질병보다 절대적 우위를 점할 수 있는 면역력이다. '면역력을 강화하여 질병보다 역학적 우위를 확보하는 것이야 말로 건강한 삶을 살기 위한 절대적 조건이 되는 것이다.

방사능을 극복하려면
면역력을 높이는 자율신경을 강화하라

자율신경은 생체활동의 중심적 기능을 수행한다.

생체의 전반적인 활동이 자율신경에 의해 이루어지며 몸과 마음에 두루 영향을 미친다.

또한 면역시스템을 지배하기도 한다. 자율신경은 몸과 마음을 통해 나타나기 때문에 정신과 육체에 그 상태가 드러난다. 그래서 심신이 건강하면 자율신경이 안정되고 또 면역시스템도 좋다는 뜻이다. 반대로 심신이 허약하면 자율신경이 불안정하고 면역시스템도 약하다.

예를 들면, 늘 밝고 활달하며 에너지가 넘치는 사람은 자율신경이 안정되어 있고 면역력이 강하다. 반면에 늘 어둡고 부정적이며 에너지가 부족한 사람은 자율신경이 불안정하며 면역력이 약하다. 실제 자율신경의 상태는 몸과 마음에 나타나며 면역시스템과 직접적으로 관련성이 깊다. 그렇기 때문에 면역력을 좋게 하려면 먼저 자율신경을 강화시켜야 한다.

면역력은 자율신경에 따라 사람마다 제각기 다르다. 독감이나 신종플루가 창궐해도 면역력에 따라 차이가 많다. 자율신경이 안정되어 있고 면역시스템이 좋은 사람은 독감이나 신종플루가 창궐해도 끄떡없다. 반면에 자율신경이 불안정하고 면역시스템이 약한 사람은 감기를 달고 산다. 또한 독감이나 신종플루가 창궐하면 몹시 두려워하며 걸릴 확률이 매우 높다.

이렇듯 자율신경에 따라 면역력의 차이가 뚜렷히 나타난다.

그러므로 방사능에 대해서도 자율신경을 강화하여 면역력을 높이는 것이 바람직하다.

자율신경은 면역력을 높일 수 있는 것처럼 의지와 열정으로 얼마든지 제어할 수 있다. 자율신경은 습관화된 생활방식에 따라 작용하기 때문에 변화가 가능하다. 습관이나 생활방식, 의식을 바꾸면 자연히 자율신경도 균형을 잡는다. 그렇게 되면 자율신경과 연동이 되는 면역력은 강화된다.

자율신경의 교감신경과 부교감신경의 작용

❶ 교감신경은 활동이나 흥분, 에너지의 발산을 주도하는 신경이다.

흥분물질인 아드레날린을 분비하며 활동, 긴장, 흥분상태에서 항진이 된다. 백혈구의 일종인 과립구의 비율과 작용력을 조절한다. 정상적 범위의 과립구 비율은 54~60%를 유지한다.

과립구는 크기가 큰 세균 등을 처리한다. 하지만 교감신경이 항진되면 과립구의 비율이 높아지면서 화농성 염증을 일으킨다. 과립구는 정상적 범위를 벗어나면 면역력을 저하시킨다.

❷ 부교감신경은 안정, 에너지의 수렴을 주도하는 신경이다.

이완물질인 아세틸콜린을 분비하며 휴식, 수면상태에서 항진이 된다. 백혈구의 일종인 림프구의 비율과 작용력을 조절한다. 정상적 범위의 림프구 비율은 35~41%를 유지한다.

림프구는 과립구가 하지 못하는 바이러스나 꽃가루, 알레르기를 일으킬 수 있는 작은 이물질을 처리한다. 또한 항체를 생성하기도 한다. 과립구는 정상적 범위를 벗어나면 면역력을 저하시킨다.

❸ 교감신경과 부교감신경은 길항작용을 한다.

어느 한쪽이 우위에 서면 다른 한쪽은 저하되어 균형을 잡으며 작용한다. 자율신경이 지배하는 림프구나 과립구를 비롯한 혈액순환, 체온, 호흡, 혈압, 소화에 대해서도 각기 다른 영향력을 발휘한다. 그래서 이 두 신경계는 항진과 저하의 작용으로 면역시스템과 연동하고 있다. 교감신경이 항진되면 과립구가 증가하고 부교감신경이 항진되면 림프구가 증가한다. 또 반대로 교감신경이 저하되면 과립구가 감소하고 부교감신경이 저하되면 림프구가 감소한다. 따라서 면역시스템은 교감신경과 부교감신경의 작용에 절대적으로 영향을 받는다.

　이러한 작용으로 교감신경과 부교감신경의 균형이 깨지면 면역력은 즉시 저하된다.

　교감신경과 부교감신경의 균형은 과립구와 림프구의 수를 최적화하여 면역력을 강화한다. 그렇기 때문에 자율신경의 한쪽이 항진되고 다른 한쪽이 저하된 상태가 지속되면 심각한 문제가 발생한다. 예를 들면 교감신경이 지나치게 항진되면 과립구가 늘어나서 몸속의 유익한 세포를 공격한다. 또한 상대적으로 부교감신경이 억제되어 림프구가 감소하면서 작은 이물질에 대한 면역력도 약화된다. 그렇게 되면 면역시스템이 무너지면서 온갖 질병에 쉽게 노출된다. 반대의 조건으로 부교감신경이 지나치게 항진되어 림프구가 늘어나도 문제는 마찬가지로 발생한다. 체내의 이물질에 대해 민감하게 반응하여 각종 알레르기를 유발하기 때문이다. 이렇듯 면역력을 강화시키기 위해서는 자율신경의 균형을 무너뜨리는 원인을 제거하는 것이 필요하다. 그렇게 해야 자율신경의 균형을 바로 잡아주며 면역시스템이 강화되기 때문이다.

자율신경의 균형을 무너뜨리는 원인과 해결방법

❶ 상기증은 자율신경을 실조시키며 면역력을 저하시킨다.

남성과 사춘기 전후의 청소년에게 상기증이 많이 나타난다. 상기증은 상열증과 같은 의미로 가슴과 머리로 피가 몰리며 열이 많이 발생하는 증세이다. 두통, 어깨결림, 현기증, 가슴 두근거림, 하지무력 등의 증세로 교감신경을 항진시켜 자율신경실조증으로 나타난다.

상기증의 해결방법은 가슴과 머리로 몰리는 열을 하강시키는 것이 가장 효과가 있다. 주로 부교감신경 억제로 인해 소화관의 문제를 동반한다. 그래서 내장을 따뜻하게 하며 가슴과 머리의 열을 내리면 자연히 자율신경이 안정된다.

❷ 저체온증은 자율신경의 기능을 저하시키며 면역력을 저하시킨다.

여성과 어린이에게 저체온증이 많이 나타난다. 불안, 초조, 히스테리, 불면증, 소화불량, 변비, 혈액순환장애 등의 증세가 있다. 자율신경의 기능이 전반적으로 저하되며 면역력이 쇠약해진다. 저체온증은 교감신경과 부교감신경의 불균형을 심화시킨다. 교감신경 항진으로 혈관이 수축되어 혈액순환이 안 되게 한다. 반면에 부교감신경 항진으로 근력이 떨어져서 발열을 하지 못해 몸이 차게 된다.

저체온증의 해결방법은 몸을 따뜻하게 하는 음식과 운동, 식품으로 체온을 올려준다. 체온이 떨어지면 면역력에 필요한 열이 부족해지기 때문에 심각한 문제가 생긴다. 체온을 올려주면 자율신경의 기능이 회복되면서 면역력이 강화된다.

❸ 심신증은 자율신경의 균형을 파괴하며 면역력을 저하시킨다.

현대인의 심한 긴장이나 스트레스로 인해 많이 나타난다. 심신증은 신경과민증이나 심리적 상처로 인해 신체적으로 증세가 나타난다. 두통, 현기증, 소화불량, 불면증, 신경과민증, 정신분열증, 심인성질환 등의 복잡한 증세가 수반된다. 그렇게 되면 자율신경의 균형이 파괴되어 면역력이 저하된다.

심신증의 해결방법은 몸과 마음을 동시에 치유해주어야 한다. 심리적 상처는 치유하고 신경과민증은 이완을 시켜주어야 한다. 긴장이나 스트레스를 해소하는 적절한 운동과 레저, 여행, 심리상담 등이 필요하다. 심신증이 해소되면 면역력은 회복이 된다.

❹ 체질불균형은 자율신경의 기능을 약화시키며 면역력을 저하시킨다.

체질불균형은 오장육부의 기능적 편차가 심한 것을 나타낸다. 체질적으로 간이나 폐가 약하거나 신장이나 비장이 약할 때, 문제가 발생한다. 자율신경의 기능이 약화되며 면역시스템이 무너지기 때문이다. 그래서 각종 체질증세는 모두 면역력을 떨어뜨린다.

체질불균형의 해결방법은 체질개선을 한다. 체질적으로 특정 장부가 약한 것을 강화하는 것이 효과적이다. 체질을 근본적으로 개선하여 밸런스를 맞추어 주면 자율신경의 기능은 강화되며 면역력이 좋아진다.

이상의 방법으로 자율신경을 강화하면 면역력은 자연히 좋아진다.

그렇게 되면 방사능을 비롯한 각종 암이나 난치, 불치병이 위험성을 최소화할 수 있다. 외부의 이물질이나 내부의 질병을 극복하는데 가장 중요한 것은 언제나 면역시스템이다.

따라서 면역력을 높이려면 자율신경을 강화하는 것이 당연하다. 아무리 위험한 방사능이라고 해도 불안과 두려움을 지니는 것보다는 면역시스템을 강화하는 것이 도움이 된다. 두려워하며 피하는 것도 도움이 되기는 한다. 하지만 우리나라의 경우, 간접적 피해가 심각하게 예상되는 만큼 면역력을 최대한 강화하는 것이 가장 바람직한 선택이 될 것이다.

일반음식과
면역식단의 차이점

우리나라는 특이하게도 TV에 방영된 적이 있다는 맛집이 많다.

전국적으로 지역마다 그런 맛집이 있고 그곳엔 대개 사람들이 북적거린다. TV에 소개되었다고 맛이 검증된 것처럼 여기는 홍보효과가 톡톡히 있다. 그러나 맛집의 메뉴를 보면 요리가 기발하고 양념도 특이하게 만든다. 그쯤 되면 맛은 있다. 온갖 다양한 양념에 다년간 연구한 요리일 경우 맛이 있는 것은 당연하다.

그러나 문제는 그 음식들은 맛은 있겠지만 면역식단으로서의 효과는 알 수가 없다.

절대 나쁘다는 뜻이 아니라, 맛이 꼭 영양에너지와 일치하지 않을 수 있다는 의미이다.

예를 들면, 발효음식을 전문으로하는 맛집의 경우, 상기증이 있는 체질은 오히려 해가 될 수 있기 때문이다. 그 음식들은 맛을 내서 즐거움을 주는 역할은 충실히 한다.

그러나 맛 위주의 자극적인 메뉴들로 해서 면역력을 떨어뜨리기 쉽다. 예를 들면, 평소에 즐겨 먹지 않는 메뉴를 한꺼번에 섭취하는 것은 학생에게 국어, 영어, 수학, 과학을 동시에 공부하라고 하는 것과 같다. 또한 평소에 먹어보지 못한 음식들을 포식하는 것은 독어 공부를 하지 않은 학생에게 갑자기 독어책을 읽고 번역하라고 하는 것과 같다. 음식의 선택은 학생이 공부하듯 하는 것이 좋다. 시간표에 따라 부족한 과목을 한, 두 가지를 선택해서 집중적으로 실력을 쌓듯 음식섭취도 그렇게 해야 한다.

실제 아무리 맛이 좋아도 체질적으로 익숙하지 않은 음식들은 자율신경을 약화시키고 면역성을 저하시킬 수 있다. 집에서 음식을 만들어 먹는 것도 마찬가지이다. 정성이 깃들어 있는 요리를 준비했다고 해서 면역식단이 되는 것은 아니다. 맛집이나 가정식 음식이나 일반음식의 범주에서 벗어날 수가 없다. 그 이유는 과연 무엇일까?

일반음식과 면역식단

❶ 일반음식은 맛을 중시하고 면역식단은 영양에너지의 균형을 중시한다.

맛있는 음식을 먹는 것은 즐거운 일이다. 그러나 맛있으면서도 영양에너지의 균형이 잡힌 음식은 더욱 좋다. 면역식단은 맛을 포기하는 것이 아니라, 영양에너지의 균형을 더 중시한다. 그래야 면역력을 높일 수 있기 때문이다.

❷ 일반음식은 입맛에 따라 메뉴를 선택하고 면역식단은 면역력의 메뉴를 중시한다.

집에서 식사할 때나 외식을 할 때 흔히 하는 말이 있다. "무엇을 먹을까?" 메뉴를 선택하는 일이 그것이다. 그렇게 되면 입맛에 따라 메뉴를 선택한다. 그러나 면역식단은 면역력을 높이는 메뉴를 정한다. 입맛보다는 면역력을 높이는 것이 더 우선적이기 때문이다.

❸ 일반음식은 메뉴의 다양성을 추구하고 면역식단은 메뉴의 단순성을 중시한다.

한정식은 반찬종류가 지나치게 많다. 산해진미가 모두 한상에 차려진다. 육류, 생선류, 조개류, 갑각류, 조류, 산나물, 들나물, 각종 요리 등이다. 좋은 한정식에 가면 기본이 10가지가 넘는다. 그러나 면역식단은 요리 한가지와 반찬 2가지 이내의 단순식이다. 메뉴가 단순할수록 흡수력은 좋아지며 면역력을 높일 수 있기 때문이다.

❹ 일반음식은 양념 맛의 밑반찬이 많고 면역식단은 신선한 자연식을 중시한다.

밑반찬은 갖은 양념 맛으로 미리 만들어 냉장고에 보관하며 찬기운이 많다. 밑반찬은 신선도가 떨어질 뿐만 아니라, 상기증이나 저체온증의 원인이 된다. 그래서 면역식단은 밑반찬을 만들지 않고 즉

석에서 자연식 반찬과 요리를 만들어 섭취한다. 신선한 자연식이 효소와 비타민이 살아있어 면역력을 높일 수 있기 때문이다.

❺ 일반음식은 맵고 짜며 자극적인 것이 많고 면역식단은 담백한 맛을 중시한다.

전통한식은 맵고 짜며 자극적인 것이 많다. 입맛에 따라 차이가 있겠지만 대개 고춧가루와 소금성분이 많이 함유되면 교감신경을 항진시킨다. 또한 부교감신경을 저하시켜 자율신경실조증을 유발하기 쉽다. 그래서 면역식단은 소화기관이 좋아하는 중화된 성질의 담백한 맛을 위주로 한다. 담백한 맛은 자율신경을 안정시켜 면역력을 높이기 때문이다.

❻ 일반음식은 차거나 뜨거운 성질을 포함하고 면역식단은 따뜻한 성질을 중시한다.

한식은 한 밥상위에 성질이 차거나 뜨거운 성질의 음식이 섞여 있는 경우가 많다. 또한 그 상태에서 찬 음식이나 뜨거운 음식만을 섭취하는 식성도 있다. 찬 성질의 음식은 저체온증을 불러일으키고 뜨거운 음식은 상기증을 유발하기 쉽다. 그래서 면역식단은 차거나 뜨겁지 않는 따뜻한 성질의 음식으로 자율신경을 안정시키고 면역력을 강화시킨다.

❼ 일반음식은 영양과잉이 많고 면역식단은 미네랄과 효소, 비타민을 중시한다.

단백질, 지방, 당질은 영양과잉의 상태가 많다. 반면에 미네랄과 효소, 비타민은 영양결핍의 상태가 많다. 그래서 면역식단은 영양과잉을 최소화하고 영양결핍인 미네랄과 효소, 비타민의 섭취를 늘인다. 그것들이 자율신경과 면역력의 핵심적인 영양소이기 때문이다.

❽ 일반음식은 연령의 구분이 없고 면역식단은 연령별 식단을 중시한다.

어린이와 청소년, 장년층과 노년층의 음식은 달라야 한다. 한 밥상을 차려놓고 할아버지와 아버지, 아들의 3대가 식사를 해도 연령별 음식이 없다. 면역식단은 연령별 식단의 변화와 균형을 통해 자율신경을 강화하고 면역력을 높인다.

방사능을 비롯한 환경오염의 탓으로 면역식단은 선택이 아닌 필수가 되고 있다.

먹는 것은 곧 면역력을 높이는 것과 같다. 영양에너지뿐 아니라, 자율신경의 기능으로 볼 때에도 먹는 것은 그러한 작용을 한다. 인체의 9미터의 소화관은 부교감신경에 의해 관장되기 때문에 먹거나 마시는 일체의 소화와 흡수는 자율신경에 영향을 준다. 그래서 음식물의 섭취는 기분을 좋게 하며 스트레스를 날려버리기도 한다.

반면에 심각한 긴장이나 스트레스는 교감신경을 항진시켜 9미터 소화관의 기능을 떨어뜨리며 자율신경실조를 초래한다. 그렇게 되면 면역력이 저하되고 각종 질환에 걸리게 된다. 소화불량, 위염, 위경련, 위궤양, 민감성대장증후군, 변비, 치질, 암과 같은 병을 유발한다.

이와 같이 먹는 행위와 먹는 영양에너지의 작용은 막강하다.

예를 들면, 과식으로 인한 비만은 자율신경의 균형이 깨어진 상태를 나타낸다. 비만체질은 부교감신경이 항진되어 면역력이 저하되어 있다. 쉬 피로하고 운동을 하기 싫어하며 기운이 없고 배고픔을 못 참는 것이 그 증세이다. 반면에 먹어도 살이 찌지 않는 마른체질 역시 자율신경의 균형이 깨어진 상태이다. 교감신경이 항진되어 면역력이 저하되며 신경이 과민하고 피로하며, 화를 잘 내는 증세가 있다.

그렇기 때문에 일반음식을 먹는 것보다 면역식단을 선택하는 것이 얼마나 중요한지 알 수 있다. 먹는 행위만으로 자율신경이 조절되기도 하며, 먹는 영양에너지에 따라 면역력이 강화될 수도 있기 때문이다. 더욱이 방사능 위험성이 시시각각으로 심각하게 전해지는 이 시기에 면역식단은 하나의 비상구호책이 될 수 있다.

방사능 낙진을 피하기 위해 비를 피하고 마스크를 쓰며 외출 후는 손과 발을 씻고 옷을 갈아입는 것도 중요하기는 하다. 그러나 그러한 것은 기본이다. 정작 그 위험성을 극복하려면 면역성을 높이는 자율신경을 강화하는 것이 훨씬 바람직하다.

면역력을 높이기 위해서는 구태여 면역식단을 따로 선택할 필요는 없다.

일반식단과 면역식단을 하나로 통일시키는 것이 가장 효과적이다. 예를 들면, 산나물을 즐겨먹는 취향을 해조류로 바꾸어주고, 기름진 육류의 맛을 즐기는 취향은 담백한 야채류로 변화시키면 된다.

습관적으로 맛을 위주로 하는 메뉴들은 맛도 참작하지만 면역중심으로 선택하는 것이 도움이 된다. 쉽게 설명하자면, 일반식단을 고수하는 경우, 영양보충제를 따로 구입해 섭취해야 하는 번거로움이 있다. 그러나 면역식단은 그 자체가 영양보충제가 될 수 있으며 건강에도 몹시 좋다. 면역식단으로 변화시키는 것만으로 영양보충제의 효과와 면역시스템 강화를 할 수 있는 일석이조의 효과가 있다.

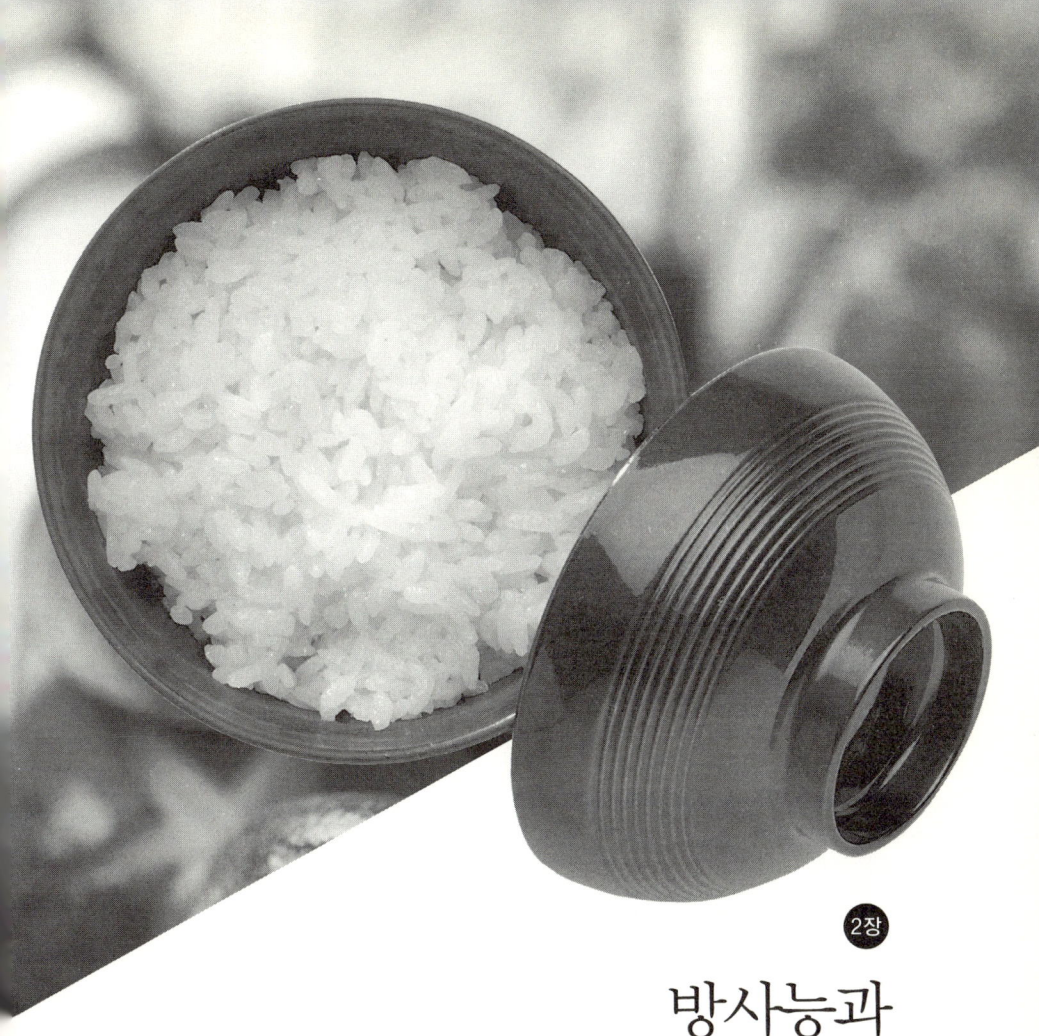

2장
방사능과 미네랄의 작용

인간의 생로병사가 미네랄과 밀접한 관계를 맺고 있다는 것은
연구결과들이 증명하고 있다.
미네랄은 4%밖에 되지 않지만 영양에너지에 절대적인 영향을 미친다.
단백질, 지질, 당질, 비타민, 효소를 섭취해도 미네랄이 부족하면
이 영양소가 제대로 작동하지 못하기 때문이다.

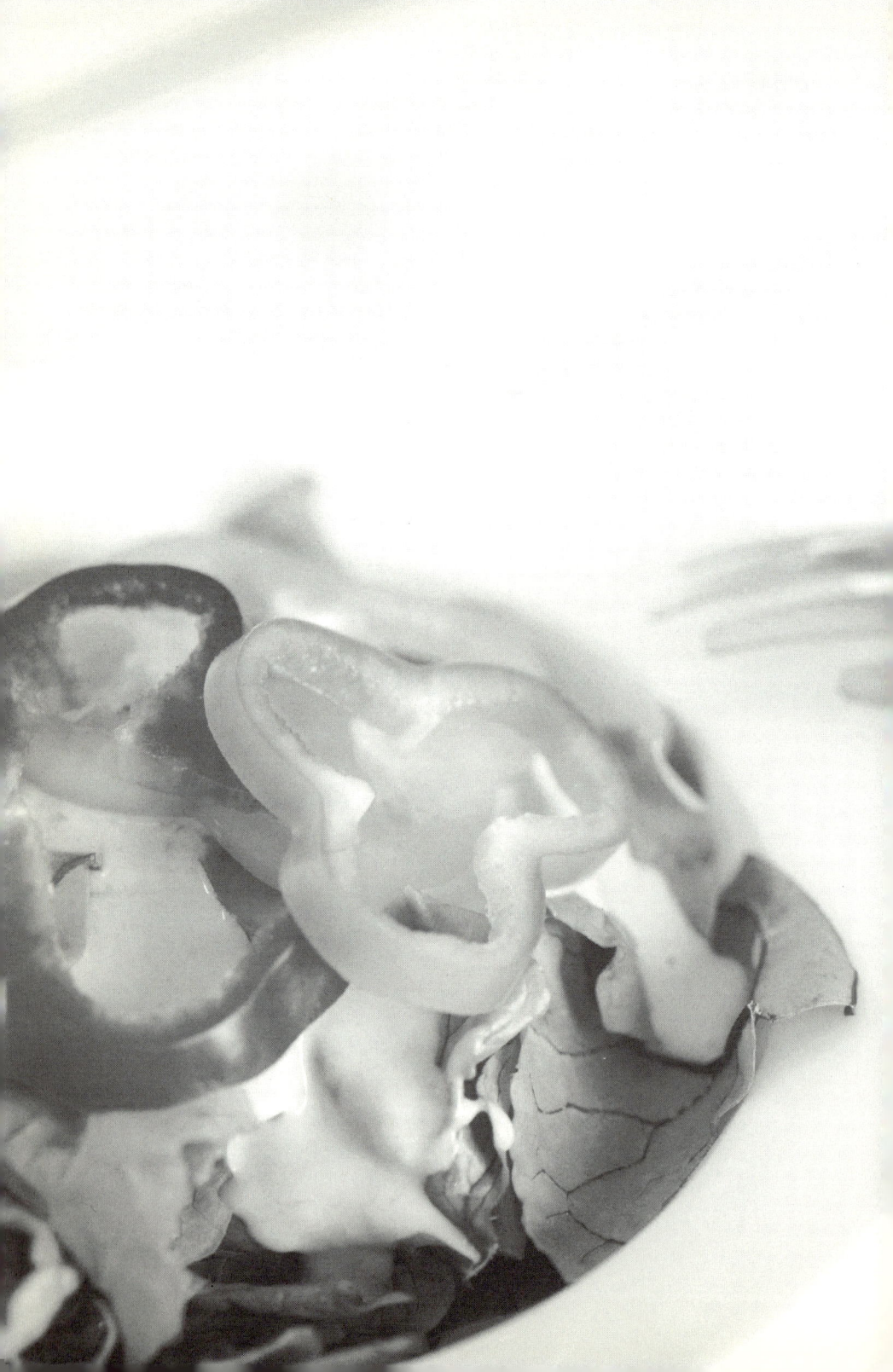

미네랄 강화가
면역력의 핵심적 조건

인체는 적어도 60종류 이상의 원소로 구성되어 있다.

그중 산소(목(풍)), 탄소(화), 수소(수), 질소(토)는 지수화풍(땅, 물, 불, 나무)의 원소로 전체의 96%를 차지한다. 나머지 4%의 원소는 미네랄이다. 그런데 4%의 미네랄은 생체의 균형을 잡아주며 면역력에 깊이 관련되어 생명활동의 주도한다. 인간의 생로병사가 미네랄과 밀접한 관계를 맺고 있다는 것은 연구결과들이 증명하고 있다.

미네랄은 4%밖에 되지 않지만 영양에너지에 절대적인 영향을 미친다. 단백질, 지질, 당질, 비타민, 효소를 섭취해도 미네랄이 부족하면 이 영양소가 제대로 작동하지 못하기 때문이다.

심지어 미량 원소의 균형이 파괴되기만 해도 병이 발생한다.

미네랄은 체세포, 단백질, 체액 효소, 근육, 뼈 등에 불가결한 물질이다. 체내 생화학 과정에서 1,000여 종의 효소의 중요 구성성분이며 활력소가 된다. 인체의 정상적인 기능 발휘는 미네랄과 미량원소의 섭취 정도에 의존한다고 해도 과언이 아니다. 또한 미네랄 원소의 균형은 체내의 생화학 과정과 면역 기능에 영향을 미친다. 미네랄이 면역력의 핵심적 조건이라는 사실을 알기 위해 질병과 미네랄의 관계를 알아보자. 미네랄의 생리학적 특성은 구체적인 질병으로 나타난다.

질병과 미네랄의 관계

1. 아토피성 피부염

체내에 흡수된 대부분의 아연은 피부에 저장된다. 하지만 건강한 피부를 유지하기 위해서는 충분한 양의 아연이 필요하다. 많은 형태의 피부 트러블 특히 아토피성 피부질환은 아연 결핍과 구리의 과잉 흡수와 관련이 있다. 아연이 결핍되면 피부는 스스로의 자연치유 능력이 감소한다. 반면에 아연의 흡수를 억제하는 구리가 과잉 흡수되어도 문제가 있다. 구리의 독성이 드러나게 된다. 얼굴, 목, 허리, 넓적다리, 무릎 뒤쪽 부위 등에 붉은 반점과 가려움을 특징으로 하는 아토피성 피부질환이 유발된다.

2. 두통

두통과 밀접한 관계가 있는 미네랄은 구리, 철, 마그네슘 등이다. 여성의 경우, 생리 전후의 편두통은 구리가 몸에 과다 축적되고, 마그네슘이 부족하여 나타난다. 특히 마그네슘은 혈관과 근육의 수축, 이완에 작용하는 미네랄이다.

마그네슘이 부족하면 뇌로 가는 혈관이나 근육이 수축되어 혈류가 감소함으로써 편두통의 원인이 된다. 과다한 철분 흡수도 두통의 요인이 될 수 있다. 예를 들면, 적포도주의 섭취 후 두통이 발생하는 경우가 있다. 이는 적포도주의 철분 함량이 높고 알코올이 철분의 흡수를 촉진시키므로 나타나는 현상이다.

3. 만성피로

만성피로는 에너지 대사에 관여하는 미네랄 섭취와 관련이 깊다. 비타민 B6, 크롬, 철분, 아연, 구리, 망간 등이 이에 해당한다. 또한 조직 내 칼슘, 나트륨, 칼륨의 과다한 축적은 만성피로 증후군 환자에게 자주 나타나는 현상이다. 항상 균형 잡힌 미네랄 섭취가 중요하다. 칼슘, 칼륨은 갑상선 기능 저하와 관계된다. 갑상선 기능이 저하 되면 쉬 피로를 느끼게 된다. 또한 철결핍성 빈혈은 피로와 숨이 가뿐 현상을 동반한다.

4. 불면증

철이 부족하면 수면을 취해도 개운하지 않게 된다. 체내 마그네슘이 부족해도 잠이 쉽게 오지 않거나 자더라도 자주 뒤척이며 숙면을 취하지 못한다. 그래서 마그네슘을 밤에 먹으면 불면증에 효과가 있다. 마그네슘은 근육을 이완시키는 효과가 있기 때문이다.

5. 비만증

체내 철 결핍은 갑상선 기능을 억제한다. 철이 충분하게 공급되어야 갑상선의 기능이 활성화된다. 갑상선 기능 저하 환자의 약 60%가 빈혈이 일어났다. 또한 철 결핍만으로도 대사율이 저하되고 체온 저하로 에너지 소비를 감소시켜 비만을 일으킬 수 있다. 갑상선 기능 저하와 관련된 기타 영양소 결핍에는 단백질, 비타민 C, B1, B5, B6, 인, 마그네슘, 칼륨, 망간, 크롬, 나트륨, 요오드 등이 있다. 비만증은 머리카락 속의 중금속과 미네랄을 검사해 보면 미네랄 불균형을 알 수 있다. 또한 미네랄불균형으로 인해 인체의 대사율이 어느 정도 저하되어 있는지를 알 수 있다. 미네랄 불균형으로 갑상선 호르몬의 세포 내 효율이 저하되어 체중이 증가한 비만 환자들에게 미네랄보충제가 효과가 있다. 종합 미네랄 보충제를 섭취하여 미네랄 불균형을 효과적으로 교정할 수 있다. 이로써 인체 대사를 조절하는 갑상선 호르몬의 세포 내 효율을 증가시키고 기초대사율을 상승시키면 된다. 부작용인 요요현상과 영양 불균형 없이 체중 조절이 가능해진다.

6. 빈혈증

철은 헤모글로빈의 구성성분으로 빈혈은 모두 철의 부족으로 나타난다고 생각하기 쉽다.

물론 철이 부족해도 빈혈이 나타날 수 있다. 하지만 철이 과잉이어도 역시 빈혈이 나타날 수 있다. 구리는 철의 대사를 도와주는 효소의 구성 성분이다. 그래서 만약 몸에 충분한 양의 철이 있다 하더라도 철의 대사를 도와주는 구리가 부족하다면, 철분은 자신의 역할을 제대로 수행하지 못한다. 반대로 구리가 철분에 비해 상대적으로 과잉되면 빈혈이 올 수 있다. 이는 구리와 철분이 흡수될 때 서로 경쟁관계에 있기 때문이다. 또한 중금속인 납은 헤모글로빈 형성을 방해한다. 그래서 과량의 납이 몸에 축적되면 역시 빈혈이 올 수 있다.

7. 노화와 항산화

항산화 영양소는 노화의 원인이 되는 프리 래디컬(Free Radical)의 생성을 억제시켜준다.

또한 생성된 프리 래디컬로부터 세포를 지켜준다. 비타민C, 비타민E, 셀레늄(Se) 등이 이에 해당한다. 또한 망간(Mn), 아연(Zn), 구리

(Cu) 등도 항산화 효소의 주요 구성 성분이다. 이들 미네랄의 부족은 노화를 촉진시킨다. 면역계의 기능은 체내의 영양, 특히 미네랄들이 균형을 이루면 적정한 면역 기능을 유지한다. 그러므로 미네랄의 균형 있는 섭취는 심각한 노화의 진행을 지연시킬 수 있다.

이외에도 미네랄과 질병에 대한 면역력의 관계는 많이 밝혀지고 있다.

일본의 한 연구소에서 109명의 당뇨환자와 33명의 건강한 사람을 대상으로 혈액과 소변검사를 통해 실험을 했다. 마그네슘 함량을 비교 측정한 결과는 당뇨병 환자에서는 마그네슘 함량이 정상 이하로 조사되었다. 특히 망막증을 합병한 환자의 경우에는 마그네슘 결핍이 더욱 현저하게 나타났다. 그것은 미네랄의 결핍이 당뇨를 유발한다는 것을 보여주는 사례. 이 밖에 최근의 연구 결과는 자폐증, 어린이의 학습장애도 대표적 미네랄 결핍증세의 하나라고 밝혀주고 있다.

이상의 사실로 미루어보면, 미네랄 강화가 면역력의 핵심적 조건이라는 것은 확실하다.

각종 질병과 미네랄의 관계를 살펴보면, 그러한 사실은 더욱 분명해진다.

미네랄의 결핍이나 과잉으로 체내의 면역력이 균형이 깨질 때 질병이 발생한 것을 알 수 있다. 그렇기 때문에 면역력을 강화하기 위해서는 반드시 적정량의 미네랄을 유지하여야 하며 결핍이 일어나지 않도록 강화해야 한다.

인체의 필수미네랄이 부족하면 면역력이 약화되어 다양한 장애가 나타나기 때문이다.

각종 질병과 미네랄의 결핍 관계를 알아보면 다음과 같다.

각종 질병과 미네랄의 결핍 관계

병 명	결핍 원소
당뇨병	크롬, 아연, 망간, 칼륨, 마그네슘, 셀렌
갱년기 종합증세	붕소, 리튬, 아연, 구리, 셀렌, 망간, 마그네슘
류마티스(유사류마티스)	아연, 마그네슘, 칼슘, 불소, 인, 철
아동 과잉운동장애	리튬, 아연
신장병	아연, 구리, 코발트, 철, 셀렌, 칼슘
간염, 간경화	아연, 몰리브덴, 마그네슘, 망간, 코발트, 셀렌
기관지염	니켈, 아연, 칼슘
신경쇠약	불소, 칼슘, 코발트
백내장	요드, 셀렌, 아연
망막색소변형증	구리, 아연, 칼슘, 망간, 마그네슘
관상동맥경화증	마그네슘, 셀렌, 아연, 코발트, 칼륨, 칼슘
협심증	마그네슘, 구리, 칼륨
심근경색	마그네슘, 아연, 칼륨
심장쇠약(심부전)	마그네슘, 코발트, 칼륨, 아연

병 명	결 핍 원 소
폐심병	마그네슘, 아연, 코발트, 칼륨
동맥경화	마그네슘, 알루미늄
고혈압	마그네슘, 셀렌, 칼륨, 몰르브덴, 아연, 칼슘, 코발트
뇌혈관질병	마그네슘, 아연, 철, 구리, 망간, 칼슘, 셀렌
건선	칼슘, 철
원형탈모증	아연
백반증	아연
식도암	셀렌, 몰르브덴, 아연, 망간, 크롬
폐암	아연, 철, 망간
간암	망간, 철, 아연, 셀렌, 바륨
백혈병	리튬, 아연, 크롬, 세렌, 철, 망간
위암	몰리브덴, 아연, 비소, 비스무트
대장암	칼슘, 셀렌, 아연
유선암	아연, 구리, 마그네슘, 셀렌, 요드
비염	마그네슘, 망간, 크롬, 코발트, 니켈, 셀렌, 아연
구강궤양	아연, 철
심근병	마그네슘, 셀렌, 코발트, 칼륨

면역력을 높여주는
대표적인 필수 미네랄과 식품의 종류

　면역력과 미네랄은 절대적인 관계가 있다.
　미네랄 중에서 생체활동에 반드시 필요한 성분을 필수 미네랄이라고 한다. 그 미네랄이 부족하면 어떤 형태로든 장애가 나타난다. 그러나 많은 미네랄 종류 중에서 아직 유익한 미네랄인지 밝혀지지 않은 물질도 많다. 현재까지 확실히 필요한 미네랄은 총 16종류이다.
　이들 16가지 필수 미네랄은 하루식사에서 섭취한 양을 기준으로 주요미네랄과 미량 미네랄로 분류된다. 하루식사에서 추정 섭취량이 100mg보다 많으면 주요 미네랄이다. 주요 미네랄은 7종류이며 칼슘, 인, 칼륨, 황, 염소, 나트륨, 마그네슘이다. 또 100mg 이하이면 미량 미네랄이다. 미량 미네랄은 9종류이며 철, 아연, 구리, 망간, 요오드, 셀레늄, 몰리브덴, 코발트, 크롬이다. 미네랄은 면역반응에 깊이 관여하며 흉선이나 임파선 같은 면역기관을 지켜준다. 이들 필수 미네랄 중에서 면역력을 높여주는 대표적인 미네랄과 식품의 종류는 다음과 같다.

대표적인 필수 미네랄과 식품의 종류

1. 아연

T-세포와 대식 세포의 기능을 활성화하며 피로와 정력 감퇴를 막아준다. 또한 노년층의 면역력에 큰 도움을 준다. 벨기에의 한 연구팀이 70세 이상 노인 환자 15명에게 아연을 투여했다. 그 결과 노인들의 면역력을 향상시킬 수 있다는 것이 밝혀졌다. 아연의 효과는 비타민 E와 함께 복용하면 더욱 강해진다. 아연은 성 미네랄로서 성 기능을 유지하는 기능이 있다.

아연은 주로 밥이나 식품 등을 비롯한 곡물에서 섭취한다. 아연이 함유된 식품의 종류는 식빵, 밥, 소의 살코기, 간, 육포, 굴, 전복, 멸치, 대두, 참깨, 아몬드, 달걀노른자, 콩 등이다.

2. 철

철은 T-세포와 대식세포와 같은 면역세포에 대해 대단히 중요한 원소이다.

　이것은 적혈구 헤모글로빈(hemoglobin)의 중요한 원료가 되기 때문이다. 체내 산소는 헤모글로빈에 의해 전체 세포에 공급되고 있다. 몸은 산소를 사용하려면 철을 주성분으로 하는 효소의 작용이 필요하다. 철의 부족은 산소의 부족을 뜻한다. 나아가서는 면역세포의 생산까지도 지장을 받게 된다. 철분을 섭취하려면 육류가 효과적이다. 철 함유식품의 종류는 동물의 간, 멸치, 말린 새우, 대두, 참깨, 파슬리, 무, 김, 말린 톳, 돌김, 달걀노른자 등 이다.

3. 구리

　일반적으로 구리결핍은 면역계를 저하시킨다고 알려져 있다. 구리가 결핍되면 흉선의 중량이 감소하고 항체가 잘 생성되지 않는다. 또한 NK세포의 활성이 저하된다. 구리의 주된 역할은 당이나 콜레스테롤의 대사기능, 혈액응고 촉진, 신경전달물질 생성, 생식기능 유지 등이다. 구리는 철과 밀접한 관계가 있다. 구리가 부족하면 철이 부족해지고 헤모글로빈이 만들어지지 않아 빈혈로 면역력이 저하되고 만성피로가 온다. 구리는 일반적인 식생활에서 필요량을 충분히 섭취하고 있다. 함유식품의 종류는 식빵, 쌀, 동물의 간, 굴, 갯가재, 주꾸미, 깨, 콩, 달걀노른자 등 이다.

4. 칼슘

칼슘을 다량 섭취하면 대장암이나 자궁내막암의 예방효과가 있다는 보고가 있다.

미국 등지에서 칼슘섭취량이 많은 지역의 대장암 발생률이 낮다는 결과가 나왔기 때문이다.

칼슘은 뼈를 구성한다. 그런데 골수에서 간세포가 생성되어 각종 면역세포가 되기 때문에 칼슘은 면역력과 관계가 깊다. 따라서 뼈가 튼튼해야 면역력이 강화되고 혈중에는 항상 일정한 농도의 칼슘이 존재해야 한다. 칼슘은 유제품, 어패류, 두류, 채소류의 잎 등에 많이 함유되어 있다. 칼슘이 함유된 식품은 우유, 요구르트, 내츄럴치즈, 낫토, 멸치, 정어리, 치즈, 파래, 톳, 다시마, 파슬리, 쑥갓, 각종 씨앗류 등 이다.

5. 마그네슘

마그네슘은 칼륨에 이어 세포내에 가장 많이 존재한다. 300종이상 효소 반응에 관여하며 보조 효소로서 당질이나 지질의 대사작용에 필요한 효소를 활성화한다. 에너지대사와 단백질 합성과 세포 내외에 있는 칼륨 이온과 나트륨 이온, 칼슘 이온의 농도조절에 관여한다. 근육수축이나 신경에서의 자극전달도 중요한 역할을 한다. 단 마그네슘이 과잉되면 혈당이 늘어나고, 부족하면 혈관확장, 신경과민, 성장불량이 온다. 마그네슘은 인과 더불어 일반 식품 속에 풍부하게 들어 있어 필요량을 섭취하기가 쉽다. 마그네슘이 함유된 식품은 대두, 호박씨, 아몬드, 참깨, 김, 미역, 돌김, 말린 톳, 멸치, 바지락, 인스턴트커피, 퓨어코코아 등이다.

6. 셀레늄

셀레늄은 흉선을 강화 시키며 세포성 및 체액성 면역을 증가시킨다.

또한 대식세포의 생산을 촉진 시켜준다. 비타민E와 공동작용으로 항체를 많이 생성하기도 한다. 셀레늄을 충분히 섭취하면 글루타치온 퍼옥시다아제 라는 효소가 많이 합성되어 노화를 방지한다. 다만 셀레늄은 면역강화와 암의 예방 및 치료를 위해 필요하지만 과잉 섭취하면 독성이 나타난다. 셀레늄은 음식물로 섭취하는 것이 가장 좋고 안전한 방법이다.

셀레늄은 어패류, 육류, 해조류에 함유량이 많다. 셀레늄을 함유한 식품은 현미, 아몬드, 참깨, 다시마, 파래김, 미역, 꽁치, 정어리, 굴, 모시조개, 육류, 달걀노른자 등이다.

7. 게르마늄

게르마늄은 암 치료와 예방에 유기성 게르마늄이 효과가 좋기 때문에 각광을 받고 있다.

특히 화학요법과 함께 게르마늄을 병용 하여 효과를 본 많은 실례가 있다. 그것은 유기성 게르마늄이 인터페론을 유발하고, 체내의 암세포를 공격하는 T-세포. 대식세포 등을 활성화시키기 때문이다.

게르마늄이 함유된 식품은 일반적으로 건강에 좋은 것으로 알려진 영지버섯, 일반버섯, 인삼, 마늘, 산두 근, 컴프리, 구기자, 알로에, 율무 등이 있다.

8. 요오드

일본 원전의 방사능 누출로 요오드가 주목받고 있다. 요오드는 갑상선호르몬의 주성분으로 갑상선에 체내의 요오드 중 70~80%가 있다. 그래서 방사능 요오드가 많이 검출되면 갑상선암을 유발하기 쉽다. 방사능 요오드의 경우 일반 요오드(요오드화칼륨)를 '독감 예방접종' 하듯 미리 섭취하여 예방하는 것이 좋다. 다만 요오드의 과잉섭취는 오히려 갑상선기능 저하증이나 항진증을 유발할 수 있다. 요오드는 해조류와 어패류 등 해산물에 많이 함유되어 있다. 요오드가 함유된 식품은 다시마, 미역, 돌김, 정어리, 고등어, 육류, 버터, 달걀노른자 등이다. 참고로, 양배추나 옥수수, 고구마, 대두, 죽순 등에는 요오드의 축적을 방해하는 고이트러젠(갑상선종 유발물질)이라는 성분이 있다.

방사능을 극복하는 미네랄과 효소의 작용

방사능을 비롯한 각종 질병의 극복에는 면역력 강화가 필수적이다.

외부 이물질에 대한 독성배출이 잘 돼야 하고 면역시스템이 최적의 상태를 갖추어야 한다. 그러자면 미네랄을 비롯한 효소와 비타민의 작용력이 시너지를 높여야 한다. 현대인은 대체적으로 영양의 불균형이 심하다. 단백질, 지질, 당질의 영양소는 과잉이 많고 미네랄·비타민과 효소의 결핍이 많다. 그렇게 되면 단백질, 지질, 당질을 섭취해도 이들 영양소가 제대로 작동하지 못한다. 생체의 대사나 화학반응에서 면역력에 이르기까지 미네랄을 중심으로 하는 비타민과 효소의 작용력은 그렇게 절대적이다. 미네랄의 주요기능을 살펴보면 그러한 사실을 확인할 수 있다.

미네랄의 주요기능

❶ 체내 조직을 만들며 면역기능을 유지한다.

❷ 효소를 구성하거나 효소를 활성화한다.

❸ 비타민을 구성하거나 비타민의 활동을 돕는다.

❹ 성기능을 유지하게 하며 호르몬을 만든다.

❺ 체내 pH를 최적의 약알칼리성으로 유지한다.

❻ 세포의 삼투합작용을 조정해 세포가 활동하기 쉽게 한다.

❼ 혈당치를 내려주며 영양소를 세포까지 보낸다.

❽ 활성산소를 제거하고 항암작용을 한다.

미네랄과 효소의 관계

　미네랄은 여러 가지 기능을 지니지만 미네랄과 효소와의 관계는 매우 특별하다.

　3번 항목의 효소를 구성하거나 효소를 활성화한다는 점이다. 효소는 체내에서 일어나는 다양한 화학반응을 촉진하는 단백질이다. 체내효소는 음식물소화뿐 아니라 장기나 모든 기관이 움직이는데 광범위하게 작용 한다. 효소는 모든 생명체 내에서 화학 반응을 일으키거나 그 작용의 촉매 작용을 하는 물질이다. 일반적으로 화학반응은 느리게 일어나기 쉬운데, 효소는 이런 반응을 아주 **빠르게** 한다. 만약 효소가 없다면 화학반응은 너무 느려서 생명을 유지할 수 없을 정도이다. 그래서 효소는 소화기가 동화(소화흡수)와 이화(배설)이라는 대사활동을 끊임없이 반복하는데, 이를 원활하게 돕는 일꾼의 역할을 한다. 효소의 작용은 다양하게 나타난다. 식품효소, 대사효소, 소화효소, 면역력으로 질병과 대항하기 위해 쓰이는 효소, 숨을 한번 쉴 때마다 생성되는 활성산소를 제거하는 효소, 그 밖에도 생명력을 유지하는 데는 절대적으로 효소가 필요하다.

효소의 기능
❶ 자체 염증방어 작용을 한다.
❷ 섬유질 방지효과가 있다.
❸ 혈액의 독소를 제거한다.
❹ 자가면역질환을 다스린다.
❺ 바이러스를 퇴치한다.
❻ 소화흡수와 배설작용을 한다.
❼ 영양소를 분해하고 간이나 근육에 저장한다.
❽ 새로운 조직, 신경세포, 뼈, 피부, 선조직 등을 만든다.

이렇게 인간은 효소 없이는 한순간도 살아갈 수가 없다.
그런데도 건강식품에서 효소의 존재가 희미하거나 미약했다. 그 이유는 얼마 전까지만 해도 효소가 체내에서 무한 생성된다고 믿었기 때문이다. 그러나 평생 만들어낼 수 있는 체내효소의 양은 일정하다는 연구결과가 속속 발표되면서 변화가 일어나고 있다. 효소에 관하여 장수와 건강과의 관계가 새롭게 주목받기 시작하고 있는 것이다.

효소를 효과적으로 유지하는 방법

❶ 평소 효소를 듬뿍 함유한 신선한 과일과 채소를 즐겨 먹어야 한다.

효소학의 아버지라 불리는 에드워드 하우엘 박사는 이렇게 말했다.

"사람의 수명은 유기물 속에 있는 잠재 효소의 소모량에 반비례한다. 식물 효소의 이용이 증가한다면 잠재 효소의 감소를 막을 수 있다." 그러한 관점에서 보면 효소보유량의 관리는 절대적으로 필요하다.

가장 쉬운 방법으로는, 신선한 날 음식을 먹으면 조리된 음식을 먹을 때보다 체내 효소가 절약할 수 있다. 이는 소화기관의 부담을 덜어주고 몸을 정화시켜 건강한 몸을 만들어준다. 최고로 좋은 방법은 생과일, 채소 주스를 갈아 마시는 것이다.

아침에는 과일 주스 저녁에는 채소 주스를 갈아 마시면 소화하기 쉬운 액체형태로 영양분, 효소를 공급받기 때문에 매우 효과적이다. 또 불고기에 파인애플을 넣고 생선구이에 곱게 갈아 만든 무를 곁들이는 등의 방법도 효과적이다. 단백질 소화효소를 듬뿍 지닌 과일이나 채소를 조리 시 적절히 이용하면 맛과 영양이 모두 좋아지기 때문이다. 단, 통조림으로 만들어진 과일은 열처리를 거친 것으로 효소가 거의 남아 있지 않기 때문에 소용이 없다. 또한 동물성 단백질은 적게 먹고 과식을 삼가며 소화기를 충분히 비워두는 것이 좋다.

❷ 체내효소를 위한 식단계획표를 만들어 식이요법을 실행한다.

체내효소를 위한 식단계획표는 일주일 단위로 계획을 세우는 것이 효과적이다.

구체적으로 면역력을 높이는 식재료와 섭취의 양을 정하고 시간을 정한다. 체내효소가 좋다고 생각날 때마다 섭취하는 것과는 큰 차이가 있다. 식단계획표를 만들고 식이요법을 할 때는 아래의 원칙을 중심으로 하는 것이 좋다.

- 신선한 과일과 채소를 자연 상태로 최대한 많이 섭취한다.
- 당근과 양파를 많이 섭취한다.
- 콩 제품을 먹고 땅콩보다 콩나물이나 싹이 난 것을 먹는다.
- 복합탄수화물, 잡곡, 과일, 채소가 포함된 자연식을 한다.
- 신선하게 짠 주스를 마신다.

❸ 오래 천천히 씹는 습관은 체내효소를 절약할 수 있는 비결이다.

효소는 음식물 표면에서 작용하기 때문에 오래 씹을수록 좋다. 침 속에 포함된 효소가 음식 표면과 접촉하는 시간이 길어져 음식을 분해하고 영양분의 소화 흡수를 쉽게 한다. 대부분의 과일과 채소에는 식이섬유막이 있는데, 이를 씹어 영양분이 밖으로 나오도록 하면 소화에 도움이 된다. 주의해야 할 점은 과도한 고단백 식사를 피해야 한다. 남아도는 단백질은 간과 신장에서 효소를 끌어와 분해되기 때문이다. 이 때 생성되는 요소가 배뇨촉진 작용을 해 소변으로 다량의 물과 미네랄이 빠져나가게 한다. 특히 칼슘소비가 많은 것이 문제이다.

또 주의해야 할 점은 효소의 적정온도(35℃~48℃)에 따라 48℃ 이상으로 가열하면 죽는 특성이 있다. 그래서 체내효소를 보호하기 위해 피하거나 조심해야 할 사항이 많다.

먼저 정제염과 백설탕, 흰 밀가루로 만든 식품을 피해야 한다. 또 알루미늄으로 된 요리 기구를 사용하지 않아야 하며 효소 저해제를 함유한 음식섭취를 삼가야 한다. 마지막으로 열처리된 가공식품을 먹지 않는 것이 좋다.

특히 한식의 끓이고, 데치고, 삶고, 볶고, 찌지고, 찌고, 굽고, 절이고, 삭히고, 묵히고, 익히며 갖은 양념을 가미해서 복잡하게 조리한 음식은 삼가는 것이 좋다. 그렇게 복잡한 과정을 거치는 조리법을 하면서도 자연식이라고 주장하는 사람도 있으나 대단히 잘못된 일이다.

그 밖에도 과식과 폭식, 동물성 단백질과 지방의 과다섭취, 나쁜 기름의 무절제한 섭취는 인체 내 효소 절대량의 감소를 촉진한다.

그러한 식생활은 효소의 부족을 초래하여 면역력이 결핍되고 병약한 체질로 만든다.

결론적으로 체내 효소는 최고의 영양소라고 할 수 있을 만큼 중요한 작용을 한다. 그렇기 때문에 효소는 원료가 되는 미네랄의 섭취와 병행하는 것이 반드시 필요하다.

면역력을 높이는
식단의 재구성

　식단의 재구성은 식습관을 개선하려는 의지와 열정에서부터 시작한다.
　평상시에 먹던 음식을 완전히 바꾸는 것이 아니라, 식단으로 재구성만 하면 된다. 대개의 사람들은 식단이라고 하면 어려운 원칙과 규칙을 떠올린다.
　물론 면역식단은 약간의 원칙과 규칙은 있다. 그러나 평소의 식단과 전혀 다른 것이 아니다.
　면역력을 높이기 위해 영양의 균형을 잡는 방향으로 재구성하는 것뿐이다. 외식을 할 때나 집에서 식사할 때 선택의 효율성을 고려하면 된다. 식단의 재구성은 아래의 5가지 원칙을 지키는 것이 효과적이다.

식단의 재구성을 위한 5가지 원칙

❶ 자연식품을 먹는다.

식단의 재구성을 위한 첫 단계는 자연식품의 선택이다.

신선한 식자재로 가공하지 않은 자연의 상태 그대로 섭취하는 것이 자연식이다. 자연식품을 먹어야 하는 이유는 비타민과 효소를 최대한 섭취하기 위해서이다. 열을 높여 가공을 하게 되면 비타민이나 효소가 사라지기 때문에 효과가 없다. 효소는 적정온도(35℃~48℃)에 따라 가열하는 음식은 섭취하지 않는 것이 좋다. 48℃ 이상으로 열을 가하면 효소의 성분이 죽는 특성이 있다. 또한 체내효소를 보호하기 위해서는 철저하게 가공식을 피하거나 조심해야 한다. 대개의 음식들은 가공과정에 정제염과 백설탕을 사용한다. 효소는 그런 식자재를 비롯하여 방부제가 섞인 밀가루 등에 약하다. 또한 갖은 양념이 들어간 요리보다는 신선한 자연식으로 섭취되어야 흡수가 많이 된다.

열처리되지 않는 자연식품이야 말로 효소의 흡수를 높이는 최고의 효율성이 있다. 비타민도 효소와 크게 다르지 않다. 대부분의 비타민은 열을 가하면 사라지는 특성이 있기 때문이다. 그래서 신선한 식자재의 자연식품으로 해서 생식하는 것이 바람직하다.

대표적인 자연식품으로는 양상추, 적상추, 샐러리, 청상추 등의 야채로 만든 샐러드가 좋다.

또한 가공하지 않고 섭취하는 신선한 해산물도 좋다. 신선한 생굴이나 전복, 생미역, 파래, 기름에 굽지 않는 김 등도 좋다. 매일 신선한 샐러드를 맵고 짠 가공식의 반찬대신 먹으면 면역력이 쑥쑥 높아진다.

❷ 단순식품을 먹는다.

공부를 잘하는 비결과 단순식품으로 면역력을 높이는 것은 유사한 점이 많다.

우등생은 체계적인 공부계획을 세워 한 번에 한 과목씩 철저하게 파고든다. 반면에 열등생은 여러 과목을 섞어놓고 공부한다. 이 과목과 저 과목을 뒤적이며 공부하는 바람에 체계가 없어지고 산만해진다. 또 우등생은 국어, 영어, 수학의 주요과목에 집중한다. 그러나 열등생은 그런 과목을 싫어하고 쉬운 암기과목에 집중한다. 그렇게 되면 정작 중요한 시험에서 열등생이 좋은 성적을 올리기가 힘들다. 그 이유는 선택과 집중이 안 되었기 때문이다.

면역력을 높이는 식단에서도 그런 선택과 집중은 필수적이다. 그 비결은 단순식품이다.

이것 저것 섞어찌개, 짬뽕처럼 그렇게 먹는 것이 아니라, 단순하게 먹어야 한다.

예를 들면, 단백질에너지를 공급하기 위해 식단에서 육류, 생선류, 조류, 어패류 이렇게 한꺼번에 먹는 것은 좋지 않다. 한 번의 식단엔 단순하게 단백질을 위한 육류 한 가지만 선택하는 것이 맞다. 다른 요리나 반찬류도 마찬가지이다. 면역력을 높이는 식단은 한 끼의 메뉴를 최대한 단순화하는 것이 좋다. 밥과 요리 한 가지에 반찬 2가지 이내가 맞다. 한정식처럼 반찬 12가지 이상에 요리 5가지 이상이면 오히려 면역력은 저하된다. 면역력을 높이려면 9m 소화관이 완벽하게 흡수할 수 있도록 단순식품이 바람직하다.

❸ 미네랄식품을 먹는다.

미네랄이 면역력에 좋다고 해서 무조건 많이 섭취하는 것은 좋지 않다.

어떤 성분의 음식이든 과잉이나 결핍은 문제가 있기 마련이다. 특히 미네랄은 과잉증이 되면 다양한 증세가 수반될 수 있다. 과잉섭취에 주의해야 할 미네랄은 인, 나트륨, 염소이다. 인은 식품첨가물로 인스턴트식품이나 가공식품에 포함되어 있어 과다섭취의 위험이 있다. 인을 과잉섭취하면 뼈가 약해지거나 신장기능에 이상이 생길 수도 있다. 나트륨과 염소는 소금(염화나트륨)의 주성분이므로 자칫 과잉섭취하기 쉽다. 염분의 과잉섭취는 고혈압과 동맥경화, 뇌졸중과 같은 생활습관병에 걸리기 쉽다. 반면에 부족하기 쉬운 미네랄은 칼슘과 철, 요오드이다. 칼슘과 철은 강조하지 않아도 알 정도로 섭취를 많이 하는 것이 좋다. 그리고 요오드는 부족하기 쉬운데, 방사능의 문제로 더 많이 섭취하는 것이 좋다. 미네랄식품은 필요량에 맞춰 식단을 짤 때, 참고하여 정하는 것이 좋다. 단 과잉섭취하면 흡수를 방해하는 미네랄의 관계를 고려하는 것이 효과적이다. 인과 나트륨에 대해선 특별히 주의를 요하는 것이 바람직하다.

과잉 섭취의 미네랄	흡수하는데 방해받는 미네랄
인	칼슘
나트륨	칼슘
칼슘	철, 마그네슘, 아연
철	망간
아연	철, 구리
몰리브덴	구리

❹ 체질을 강화하는 식품을 먹는다.

사람마다 체질이 있고 입맛이 각기 다르다. 구태여 무슨 체질인지를 알 필요 없이 자신이 알고 있는 체질에 맞는 식품이 있다. 예를 들면, 나폴레옹은 달팽이, 카사노바는 굴, 모택동은 돼지껍질을 좋아했다. 그 이유는 경험적으로 자신의 체질에 맞았기 때문이었다.

이렇듯 사람마다 자신이 좋아하는 맛이 있고 경험적으로 몸에 좋은 식품이 있다. 체질진단을 하지 않아도 자신이 알 수 있는 정보가 있다. "나는 간이 나빠, 혹은 나는 소화기능이 좋지 않아" 하는 정도는 느끼거나 아는 사실이다. 체질을 강화하는 식품은 그러한 판단을 통해서 메뉴를 선택하는 것이 효과적이다. 만약 간이 좋지 않은 체질이라면, 신선한 녹황색채소를 많이 섭취하고 녹즙을 마시는 것이 좋다. 또 소화기능이 좋지 않다면, 마를 갈아먹거나 소화에 도움이 되는 식품을 선택하는 것이 도움이 된다.

체질을 강화하는 식품은 두뇌와 오장육부 중에서 약한 부위를 보충하는 것을 의미한다. 체질적으로 약한 장부가 있다면 반드시 강화하는 것이 좋다. 체질이 강화되면 자연히 면역력은 높아지기 때문이다.

❺ 체온을 높이는 식품을 먹는다.

체온이 떨어지면 자율신경의 기능이 저하되고 면역력은 떨어진다.

체내온도인 심부온도의 최적상태는 37.2℃이다. 그런데 효소는 몸 깊은 곳의 온도가 38℃일 때 가장 활발하게 움직인다고 한다. 그래서 체온이 1℃ 떨어지면 대사는 약 12%나 줄어들기 때문에 면역력은 급격히 저하된다. 저체온이 되면 효소의 기능이 떨어지고 신진대사가 나빠지므로 당연한 현상이다. 면역력은 체온이 따뜻하고 효소의 활동이 활발하며 대사가 잘되어 오래된 것을 버리고 새로운 것을 잘 받아들일 때 좋아진다.

그렇기 때문에 체온 1℃를 올리면 면역력은 5배가 높아진다. 몸이 따뜻해야 세포분열도 왕성하게 일어나고 면역력도 좋아진다. 면역력을 높이려면, 몸을 차게 하는 찬성질의 식품이나 차가운 음식은 가급적 피하는 것이 좋다. 겨울철의 차가운 빙과류를 즐기는 식성은 면역력을 많이 약화시킨다. 여름철에도 따뜻한 음식을 섭취하는 것이 면역력을 높이는 길이다.

인체는 따뜻해져야 면역력이 좋아지기 때문에 체온을 높이는 식품을 섭취하는 것은 지극히 바람직하다.

체질을 개선하면
면역력이 강화된다.

체질과 면역력은 밀접한 관계가 있다.

어떤 사람이 건강하고 체질이 좋다면, 그는 면역력 또한 강하다고 볼 수 있다. 체질이 좋다는 것은 몸과 마음의 밸런스가 좋다는 것을 뜻하므로 그러한 조건은 면역력이 좋은 상태이다.

이점을 서양의학의 면역학에서는 자율신경과 에너지의 균형이 잘 잡혀 있다는 것을 뜻하기 때문이다. 실제가 그러하다. 체질이 좋다는 것은 자율신경과 에너지의 균형이 잘 잡혀있고 건강하다는 것과 같다. 다만, 서양과 동양의 의학적 관점의 차이점 때문에 체질과 면역학이 다른 것으로 여겨질 뿐이다.

동·서의학의 차이점을 보면, 서양의 면역학은 면역세포와 항체의 면력을 비롯한 기질적 병인을 중시한다. 반면에 체질은 정기(유익한 에너지)와 사기(유해한 에너지)로 구분되는 기능적 병인을 중시한다. 또한 자율신경의 교감신경과 부교감신경을 음과 양으로 구분한다.

즉 교감신경은 양기로 하고 부교감신경은 음기로 한다. 이러한 관점의 차이를 제외하고는 체질과 면역학은 거의 같은 개념이다. 그렇기 때문에 면역력을 높이기 위해서는 동·서의학의 면역학에 대한 연구를 고루 적용하는 것이 좋다. 또한 서양의학의 면역학과 동양의학의 면역학을 비교하는 것이 도움이 된다.

동양의학에서 면역학의 개념은 '황제내경'에서부터 유래되었다.

그에 따르면 질병은 정기와 사기가 서로 다투는 과정이며 정기의 강하고 약함이 질병의 발생과 발전에 영향을 주며 변화와 치유를 결정한다고 되어 있다. 이에 대한 면역과 치료법칙은 부정거사(扶正祛邪)로 정기는 강화하고 사기는 제거한다는 뜻이다.

이 때 정기는 면역시스템의 정상적인 기능을 의미하며 사기는 질병을 일으키는 여러 종류의 인자를 총칭한다. 이러한 치료법칙은 정기의 면역시스템을 강화하고 사기의 여러 가지 병인을 제거하는 것을 나타낸다.

그러다가 동양의학은 이러한 개념들은 체질과 면역력의 관계로 연구하여 발전을 했다.

옛 의서를 보면 옻나무에 대한 과민반응과 체질은 서로 관계가 있다고 명확하게 밝히고 있다. 또한 역대의 의가들은 어떤 질병은 평소부터 양허인(양기가 허한 사람)에게서 많이 보인다고도 했다. 반면에 어떤 증상은 평소에 음허인(음기가 허한 사람)에게서 많이 나타난다고 강조하였다. 이러한 체질과 질병의 면역학에 대한 개념은 우리나라의 사상체질론에서 임상의학체계로 완성됐다.

사상체질을 창시한 동무 이제마선생은 사람마다 각기 체질이 다르고 동일한 질병에 걸렸다고 해도 치료방식은 달라야 한다고 주장했다. 이 때 각기 다른 체질은 개인별 면역력이 다르다는 것과 동일한 개념이다. 또한 동일한 질병에 걸려도 치료방식이 달라야 한다는 것은 면역력 강화의 방법이 달라야 한다는 점이다.

이러한 체질과 면역력의 관계는 분명히 성립된다.

예를 들면, 동일한 조건에서 감기에 잘 걸리는 체질과 잘 걸리지 않는 체질이 있다. 또한 동일한 감기에 든 사람에게 체질에 따라 치료방식을 달리하면 더 빨리 낫는 것도 흔하다.

어떤 체질은 감기가 들면 잠만 자서 낫기도 하고, 어떤 체질은 생강홍차를 많이 마셔 낫기도 한다. 각종 암이나 난치병에 대해서도 마찬가지이다. 그렇기 때문에 대체요법 서적을 보면 온통 개별적 경험방들이 많다.

감자 혹은 고구마로 만병을 고칠 수 있다는 식의 개별적 경험방은 그 저자 혹은 경험자만의 체질적 효과를 의미한다. 모든 사람의 체질에 적용되는 것은 무리가 있다.

예를 들면, 신종플루가 유행할 때나 이번의 방사능 문제가 대두되자 일제히 인삼과 홍삼의 면역력에 대해 홍보가 많아진다. 우리나라는 인삼과 홍삼이 만병통치제인 것으로 꾸준히 세뇌를 시킨다. 그러나 과연 그러할까? 만약 그것이 사실이라면 신종플루가 유행할 때 그 값비싼 백신을 5백만개나 수입할 필요가 없었을 것이다. 또한 다른 나라에서 인삼과 홍삼을 엄청나게 수입해갔어야 마땅하다. 이번의 방사능 문제에도 마찬가지이다. 아직 일본에서 인삼과 홍삼을 수입해간다는 보도는 없다. 그런 현상이 나타나지 않은 이유는 면역력을 높이는데 만병통치약은 없기 때문이다. 과학적으로 검증된 일부 미네랄과 효소, 비타민을 제외한 나머지 약품이나 식품은 체질에 따라 많은 변수가 있다.

인삼과 홍삼의 예를 들자면, 그것이 체질에 맞는 사람에겐 당연히 면역력을 증강시킬 수 있다. 하지만 맞지 않으면 오히려 부작용을 일으킬 수도 있다는 점이다.

엄격하게 면역력을 강화시키는데 있어 체질적 특성을 고려하는 것이 바람직하다. 약이 될 것 같지 않은 감자나 고구마를 먹고도 암을 고친 사람이 있지 않은가.

어렵게 생각할 필요가 없다. 자신이 먹고 기분이 좋아지며 컨디션을 끌어올리는 식품이 면역력을 끌어올리는 약이 될 수도 있다.

따라서 서양의학의 면역학에 따른 방법론을 중시하는 것은 좋다.

하지만 체질을 강화하는 것도 반드시 고려하는 것이 필요하다. 체질을 강화하는 것은 그리 어렵지 않다. 구태여 자신이 무슨 체질인지를 알아야 체질을 강화하는 것은 아니다. 평상시에 자신이 알고 있는 체질적 문제점이 무엇인지를 파악해서 체질을 개선하면 된다.

일상생활 속에서의 체질개선

❶ 특정 음식을 먹고 체질이 좋아졌다면 그 음식을 자주 먹는다.

❷ 특정 음식을 먹고 체질이 나빠졌다면 그 음식이 아무리 좋아도 먹지 않는다.

❸ 특정 장부가 약하면 그 장부를 중점적으로 강화한다.

❹ 특정 운동을 하면 즐겁고 힘이 솟으면 그 운동을 규칙적으로 한다.

❺ 특정 운동을 하면 오히려 힘이 빠지면 그 운동이 아무리 좋아도 하지 않는다.

❻ 특정 부위나 조직이 좋지 않다면, 그곳을 집중적으로 좋아지게 한다.

❼ 특정한 습관으로 인해 몸이 나빠졌다면 그 습관을 고친다.

❽ 어둡고 부정적인 생각을 한다면, 밝고 긍정적인 생각으로 전환한다.

인간은 태어나면서 체질을 타고나며 본능적으로 체질개선을 한다. 그러나 사회적인 환경에 적응하면서부터 체질보다는 특정한 건강정보나 홍보에 의해 음식이나 운동, 습관을 선택한다. 그 결과 자신의 체질에 맞지 않는 음식섭취와 운동을 하게 되며 나쁜 습관을 익혀 면역력이 저하된다. 그렇기 때문에 체질개선을 어렵게 "나는 무슨 체질일까"를 생각하는 것보다 쉽게 생활 속의 체질을 찾는 것이 좋다.

경험적으로 어떤 음식과 운동을 하며 알게 된 정보나 의료검진 결과 약한 장부나 특정 기관에 대한 정보를 체질로 이해하면 된다. 물론 구체적으로 체질개선을 하고 싶다면 자신의 체질을 아는 것은 필요하다. 그러나 그것보다는 평소에 알고 있는 자신의 체질에 따라 체질개선을 하여 면역력을 강화하는 것이 훨씬 실제적이고 효과도 높다.

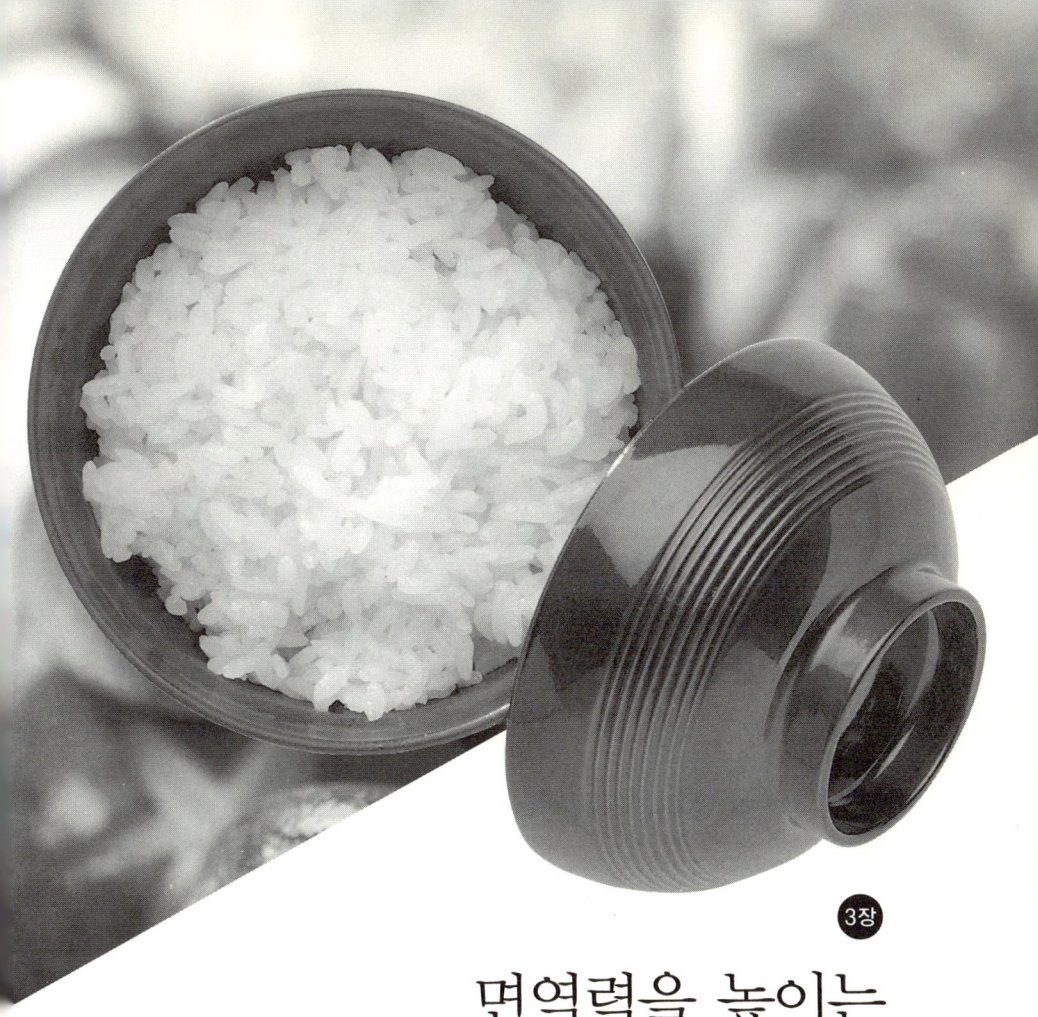

3장
면역력을 높이는 식단의 비결

면역력은 오랫동안 누적되어 있는 영양불균형 상태를 개선하는 것이 가장 중요하다. 영양불균형을 개선하는 것은, 일시적인 건강회복이 아니다. 근본적으로 면역력이 강화되며 특정한 증상만이 아닌 다양한 건강향상이 같이 이루어진다.

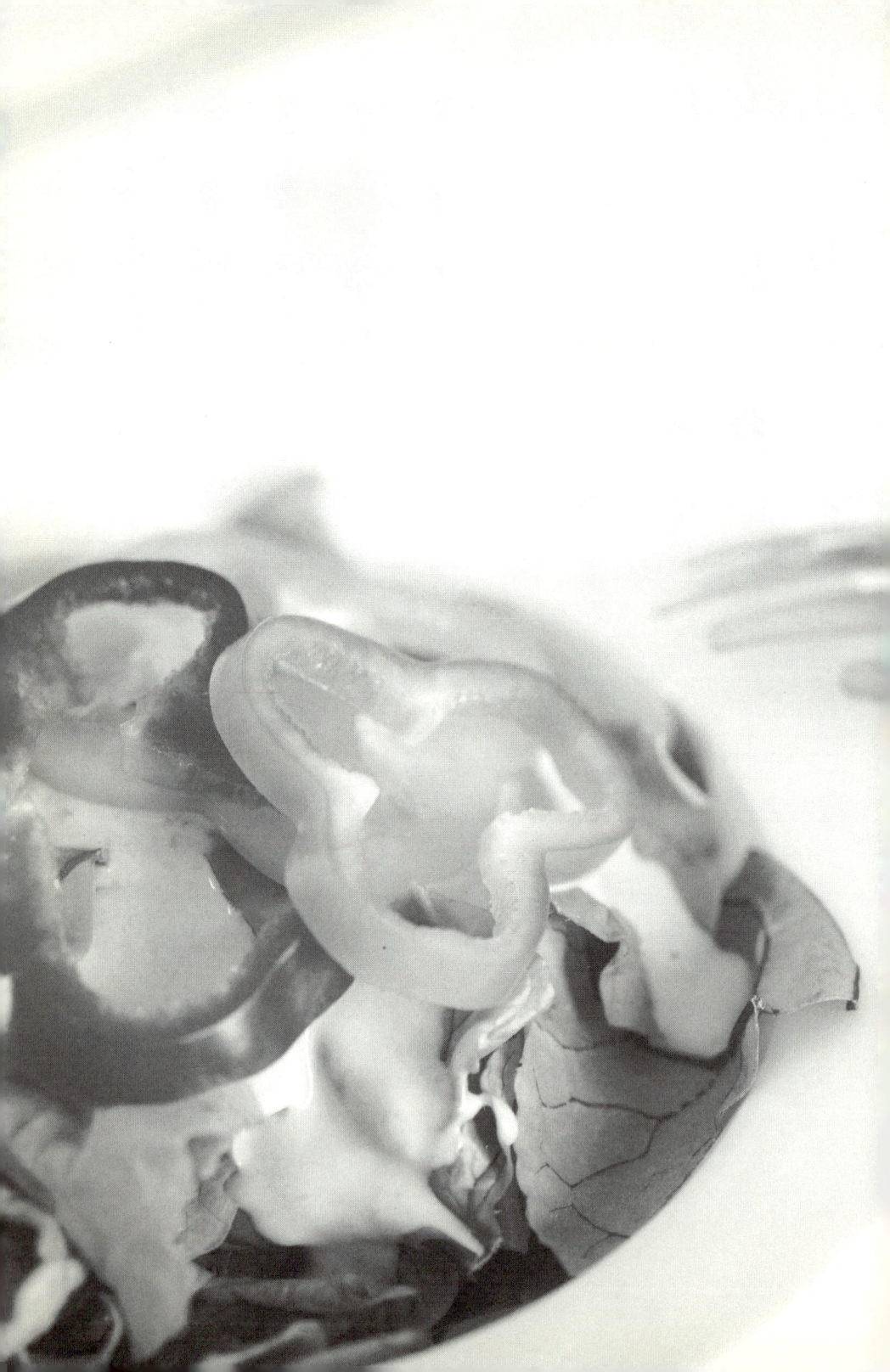

면역력의 핵심은
영양에너지의 균형

면역시스템의 동력을 제공하는 연료는 영양에너지이다.

그래서 어떤 영양에너지를 취하는가에 따라 면역시스템의 파워가 달라진다. 영양에너지는 혈색이나 감각, 행위를 비롯한 면역시스템에 전반적인 영향을 미친다. 영양에너지의 효과는 절대적이다. 어떤 성분의 영양에너지를 섭취했는가에 따라 질병에 걸릴 수도 있고 건강해질 수도 있다. 예를 들면, 자동차에 가짜 오일을 넣을 때와 진짜 오일을 넣을 때와 같은 차이가 있다. 가짜기름을 넣어도 별 표시가 나지 않지만 엔진이 상하고 기름이 금방 떨어진다.

영양에너지도 마찬가지이다. 가짜기름과 같은 부실하고 균형이 깨진 영양에너지를 섭취하면 문제가 발생한다. 그렇기 때문에 면역을 높이려면 영양에너지의 균형을 잘 잡아주어야 한다.

영양에너지가 체내에서 면역시스템의 연료로 작용할 때는 균형이 절대적으로 중요하다. 그것은 오케스트라의 멋진 연주는 악기들이 조화를 통해 이루어지는 것과 같다.

에너지의 불협화음이 생기면 면역시스템은 자연히 약화된다.

음식을 통한 영양에너지의 균형이 곧 면역력을 최적으로 만들고 건강의 상태를 결정한다.

그래서 영양에너지가 불균형이 되면 면역력은 떨어지고 특정 질병에 쉽게 걸리게 된다.

실제 영양에너지가 불균형이 되면 그 원인이 병인이 된다.

예를 들면, 먹거리가 부족했던 조선시대에는 단백질, 지방, 탄수화물의 섭취가 부족했다.

대신에 야채를 많이 섭취했다. 그 결과 주 에너지원의 영양결핍으로 간과 폐의 질환을 비롯한 각종 소화기질환이 많았다. 대신에 당뇨병, 고혈압, 동맥경화 같은 생활습관병은 거의 없었다. 식이섬유의 충분한 공급으로 대사와 관련된 질병은 거의 드물었다.

그 이유는 영양에너지의 불균형 때문이다. 이러한 면을 미루어 볼 때, 영양에너지는 어느 한쪽으로 치우치면 이상이 생긴다. 적절한 균형이 잡혀야만 면역시스템이 좋아진다.

면역력과 영양에너지의 균형

1. 영양에너지의 종류

❶ 3대 주 영양소

단백질, 지방질, 당질의 기본적인 영양에너지로써 인체의 주요한 기능을 유지하는 주 에너지원이다. 이들 주 영양소는 먹거리의 종류도 많고 육류가공식과 유제품, 각종 인스턴트식이 많기 때문에 각별히 주의를 요해야 한다. 그런 먹거리는 영양에너지의 균형을 깨트린다. 신선한 식자재를 선택하여 자연식으로 섭취해야 영양에너지의 균형을 잡을 수 있다.

❷ 3대 부 영양소

섬유질, 미네랄, 비타민의 보조적인 영양에너지로써 인체의 생리 기능을 조절하며 주 영양소를 보조한다. 이들 부 영양소 중에서 미네랄은 과잉공급이나 결핍이 문제될 수도 있다. 또한 섬유질은 환경 오염이나 중금속, 유전자 조작 등으로 모든 식물성 식품이 다 좋은 것이 아니다. 적합한 식자재를 선택해서 자연식으로 섭취해야 영양에너지의 균형을 잡을 수 있다.

2. 영양에너지의 균형

3대 주 영양소의 영양과잉은 3대 부 영양소의 영양결핍을 일으키기 쉽다. 영양에너지는 한쪽으로 치우치면 상대적으로 다른 한쪽은 결핍이 일어난다. 주 영양소의 영양과잉이 되고 부 영양소가 결핍이 되면 고혈압, 당뇨, 심장병 등의 생활습관병이 증가한다. 영양에너지의 균형을 잡기 위해서는 3대 부 영양소의 충분한 섭취가 반드시 필요하다. 특히 면역력 강화를 위한 영양에너지의 균형은 섬유질과 미네랄, 비타민의 적정량 섭취가 절대적으로 중요하다.

3. 부족해지기 쉬운 식물성 화합물인 섬유질

섬유질은 식물성 식품에게만 들어 있는 영양소이다. 그러나 섬유질에는 항산화제, 다당체, 미네랄, 비타민 등의 주요한 에너지원이 골고루 함유되어 영양밸런스를 잡아준다. 또한 섬유질은 콜레스테롤 수치를 유지하고 내장의 독소를 제거하는데 반드시 필요하다. 건강한 면역체계를 위해서는 섬유질을 섭취해서 최소한 하루에 한번은 내장운동을 시켜줘야 한다. 미국 식품영양학회에서는 "매일 섬유질 35g을 섭취하면 만성질병에 걸릴 위험을 그만큼 낮출 수 있다며 섬유질 섭취를 권장하고 있다." 실제 섬유질은 질병에 대한 면역시스템을 강화하는 탁월한 효과가 있다. 식물, 과일, 채소 등 자연의 완전식품에서 섬유질을 충분히 얻는 것은 영양에너지의 밸런스에 필수적이다.

4. 영양에너지를 활성화하는 미네랄과 비타민

미네랄과 비타민은 면역력을 강화시켜주는 중요한 영양에너지이다. 일반적으로 비타민과 미네랄의 기능은 크게 2가지로 나눌 수 있다.

❶ 체내 영양소를 열량으로 전환하는 과정을 조절한다. 생리의 기능을 조절하며 주영양소의 영양에너지를 활성화 해주며 흡수와 배출을 도와준다. 비타민B와 마그네슘을 포함한다.

❷ 음식이나 약물, 노폐물, 오염물질 등에 함유된 독소로부터 인체를 보호한다. 독소를 분해하거나 배출하며 인체를 방어하거나 치유한다. 항산화제인 비타민A, C, E를 포함한다.

미네랄과 비타민은 과잉섭취를 하면 건강에 나쁜 영향을 미칠 수 있다. 비타민제는 영양결핍상태가 심하며 면역력이 떨어진 사람에게는 위함에 걸릴 확률을 줄여준다. 하지만 대량으로 복용하면 건강에 이롭지 않고 부작용을 유발하기도 한다. 따라서 미네랄과 비타민은 적정한 섭취량에 맞춰서 에너지의 균형을 잡아주는 것이 반드시 필요하다.

이상으로 6대 영양소의 균형은 면역시스템과 직접적인 관련성이 있다.

영양불균형은 곧 면역력저하를 초래한다. 먹거리가 풍부한 선진국은 건강하고 면역시스템이 좋을 것 같지만, 그렇지 않다. 오히려 단백질, 지방, 당질의 주영양소 과잉섭취로 인해 상대적으로 부영양소인 섬유질, 미네랄, 단백질의 영양결핍이 불균형으로 나타난다. 그러한 원인으로 해서 고혈압, 당뇨, 심장병, 동맥경화 등의 생활습관병이 유발된다.

먹거리가 부족한 후진국의 상황도 영양불균형이 심각하기는 마찬가지이다.

식량부족에 시달리는 북한을 비롯한 소말리아나 수단 같은 극빈 국민들은 영양결핍이 많다.

그들은 단백질, 지방, 당질의 주영양소의 영양결핍이 심각하다. 반면에 상대적으로 섬유질, 미네랄, 비타민의 부영양소는 부족하지 않아 고혈압, 당뇨, 심장병, 동백경화 등의 생활습관병은 드물다. 그들에겐 선진국에선 영양과잉으로 섭취를 억제해야 할 칼로리가 높은 육류, 곡류, 유제품 등이 최고의 건강식품이 되고 보약이 된다.

이렇게 영양에너지가 한쪽으로 치우치면 면역력은 급격하게 떨어진다.

그런데도 현대인들은 대부분 생야채를 비롯한 섬유질 영양소들을 적게 먹는 경향이 많다. 생야채를 비롯한 식물성 섬유질에는 비타민과 미네랄, 효소가 들어있는 부영양소의 보고이다. 섬유질을 적게 먹는다면, 단백질, 지방, 당질의 주영양소 과잉섭취에 대한 균형을 맞출 수가 없다. 먹거리가 풍부한 문화 환경에서는 섬유질을 많이 먹으려고 노력한다고 해도 큰 효과가 없다. 맛있는 고칼로리 영양에너지가 충분한 상태에서 섬유질을 많이 먹을 수 없기 때문이다. 라면, 햄버거, 피자 등의 패스트푸드가 만연된 식생활이 섬유질 결핍을 가속화시킨다. 그 결과 채소의 비타민과 미네랄 등의 영양소 결핍이 단기간에 누적되는 영양불균형이 발생한다. 섬유질의 부족은 그 자체만으로 문제가 된다. 섬유질 섭취의 결핍으로 최근에는 어린이들에게 까지 영양불균형이 심해져 발병률이 점점 높아지고 있다.

고칼로리의 육류, 곡류의 섭취에 비해 상대적으로 생야채의 섬유질이 부족해서 각종 생활습관병이 발생한다. 그러나 이러한 영양불균형으로 인해 질병을 앓고 있는 환자들은 운동만 하면 건강해질 것이라고 착각하고 있다. 결론적으로 운동만으로는 힘들다. 운동보다는 영양보충이 우선이다. 누적된 영양불균형을 개선하는 것이 급선무이며 그다음으로 운동이 필요하다. 운동이 직업인 사람들도 당뇨 고혈압환자 비율이 일반인과 큰 차이가 없는 것이 이를 증명한다. 이러한 영양불균형의 근본적인 해결책은 녹황색이 진한 생채소를 매일 충분히 섭취하는 것이 가장 효과적이다. 오랫동안 결핍되었던 섬유질을 보충하여 누적된 영양불균형을 해소해야한다. 그래야 이러한 만성질환들의 근본적인 개선이 가능해진다.

이로 미루어 볼 때 결론적으로 면역력은 오랫동안 누적되어 있는 영양불균형 상태를 개선하는 것이 가장 중요하다. 영양불균형을 개선하는 것은, 일시적인 건강회복이 아니다. 근본적으로 면역력이 강화되며 특정한 증상만이 아닌 다양한 건강향상이 같이 이루어진다.

9m 소화관과 면역력의 관계

"밥이 보약이다. 밥 잘 먹으면 건강하다."는 말이 있다.

그 말은 밥이 보약이라는 영양에너지의 의미가 있다. 하지만 더 깊이 생각하면 소화기관이 좋으면 건강하다는 뜻이 내포돼 있다. 아무리 좋은 밥이나 건강식품, 특효약이라고 할지라도 소화기관이 약하면 소용이 없다. 우선 소화기관이 좋아야만 영양에너지를 흡수하여 면역력을 유지할 수 있기 때문이다. 밥과 소화기관의 관계는 나무와 대지의 관계와 같다. 아무리 좋은 나무를 심어도 대지에서 뿌리를 잘 내려야 잘 자랄 수 있는 이치와 통한다.

특히 영양에너지가 면역력의 핵심이라는 관점에서 보면 소화기관은 절대적이다.

소화기가 좋지 않으면 모든 질병이 침범하기 쉬운 조건이 된다.

실제로, 암을 비롯한 각종 난치병에 걸린 사람들을 보면 80%가까이 소화기가 좋지 않다. 소화기는 단순히 밥통만을 지칭하는 것은 아니다. 입과 식도를 비롯하여 항문에 이르기까지 무려 9m가 되는 인체 최대의 기관이다. 의학적으로는 위장과 소장, 대장은 기능별로 따로 분리한다. 하지만, 해부학적으로 보면 하나의 관으로 연결되어 있다. 9m의 긴 소화관이 서로 통합적이며 유기적인 관계로 작용한다. 9m 소화기관의 시스템을 보면 다음과 같다.

소화기관의 시스템

입 – 식도 – 위장 – 12지장 – 소장 – 대장 – 직장 – 항문

소화기관은 입, 식도, 위장, 소장, 대장, 직장 등으로 구분하지만 상호간의 연동성이 있다. 8개의 컨베이어 시스템으로 통합적 유기체로 연동이 된다. 그래서 앞의 소화기관이 제대로 작동하면 뒤의 소화기관이 영향을 받는다. 예를 들면, 위장이 좋지 않으면 소장이 나빠지며, 소장의 기능이 떨어지면 대장에 문제가 생기는 식이다. 소화기의 시스템은 8개 특정구간의 소화기들의 기능이 연동되어 작용하는 기전이기 때문이다. 생물학에서의 기전이란 뜻은 생명체 생리작용의 기계적인 작동원리를 말한다. 그러한 점에서 소화기의 기전은 식도에서 항문까지 9m 소화관 전체의 일원적 작동을 한다.

이처럼 소화기관의 시스템은 통합적 유기체로 작용한다.

그래서 인체의 에너지관리공단에 해당하는 소화기의 이상은 곧장 면역시스템의 저하와 직결된다. 일차적으로 소화기관은 부교감신경의 영향을 받기 때문에 소화기의 이상은 자율신경실조를 유발한다. 또한 소화기의 이상으로 영양에너지가 흡수되지 않으면 면역력이 약해지는 것은 당연한 현상이다.

소화가 안 되고 속이 더부룩한 증세를 느낀다면, 이미 면역력 저하가 된 것과 마찬가지이다.

예를 들면, 소화제를 입에 달고 살거나 만성위장병이 심한 사람은 암에 걸리는 경우가 많다.

또 암에 걸리면 가장 뚜렷한 증세가 살이 빠지고 입맛이 없고 음식을 잘 먹지 못한다. 지극히 면역력이 저하되는 그 상태는 소화기관의 문제와 직결된다.

암 뿐만 아니라, 난치병에 걸려 고생하는 사람들은 대개가 소화기관에 문제가 있다. 흔히 속병이라고 하는 소화기질환에 걸리면 그 자체만으로 심각한 면역력 저하가 야기된다.

그 이유는 부교감신경의 소화기질환은 상대적으로 교감신경을 항진하는 작용을 하기 때문이다. 그 결과 교감신경의 항진이 장기화되어 과립구가 지나치게 많아지면 자신의 몸을 공격하며 조직을 파괴한다. 또한 파괴하는 범위가 확대되면 위궤양이나 궤양성대장염, 당뇨병, 백내장, 각종 암 같은 질병이 유발된다.

이상으로 미루어볼 때, 소화기의 문제는 단순한 질병의 문제에 그치는 것이 아니다. 그로 인해 교감신경을 항진시켜 면역력의 저하를 유발하는 위험성이 있다.

소화기의 문제는 화학적이거나 물리적인 이상뿐 아니라, 소화관의 이상도 포함이 된다.

특히 심각한 것은 대표적인 소화관의 시스템 장애를 유발하는 체증으로 나타난다.

체증은 가정집의 싱크대 하수구가 막히는 원리와 비슷하다. 싱크대 하수구는 불과 1m도 되지 않지만 자주 막힌다. 처음에는 조금 막혀서 물이 천천히 내려가다가 나중에는 꽉 막혀 물이 내려가지 않는다. 인체의 소화관도 그와 마찬가지이다. 인체의 소화관은 싱크대 하수구와 비교할 수 없이 좁고 길다. 무려 소화관의 길이는 9m나 된다. 그런데 싱크대 하수구보다도 훨씬 더 자주 많이 음식물을 밀어 넣는다. 그러다 보면, 소화관이 서서히 막히는 것은 지극히 자연현상이다. 체증은 처음에는 급체로 나타나서 3~7일 사이면 자동으로 체기가 내려간다. 하지만 급체가 반복되면 체기가 소화관에 잠복되어 만성체증이 된다.

이렇게 9m 소화관이 막히는 증세를 체증이라고 한다.

한의학적으로 체증의 증세에 대한 전문 용어는 적(積)과 취(聚)이다.

"'취'란 체기가 처음 생긴 초기 증상이다. 가슴이 답답하며 위장의 연동운동이 저하되어 기력이 빠지는 증세가 느껴지는 상태이다. 하지만 이증세가 오래 되면 실제로 음식 부패물이 위장에 쌓이는 '적'이 된다."

소화관의 적과 취는 소화기관 전체의 이상을 유발한다.

식도와 연동되는 위장이나 소장, 대장에 제각기 문제를 야기 시킨다. 그 결과 체증이 소화관에 깊이 잠복하여 소화불량, 위염, 위경련, 복통, 민감성대장증후군 등 이 자주 생긴다.

음식물의 체증 즉 소화기 시스템의 혼란은 증세가 심각하다. 속이 쓰리기고 하고 메스껍고 트림이 자주 나기도 한다. 심지어 위장에 쌓인 부패된 음식물의 독소가 식도를 타고 위로 올라오면 온갖 증세가 가중된다. 속이 울렁거리거나 구토·멀미 증상이 심해진다. 심한 경우 체증으로 인한 독소가 발생하여 간장의 기능이 저하된다. 간장이 해독작용을 다하지 못하고 간장에 무리가 온다. 그렇게 되면 간장 기능이 나빠지면서 속이 메스껍고 울렁거리는 증상이 심해진다. 구토와 멀미 증상, 피로감, 불안, 초조증이 일어난다. 그 모든 증세의 근본적인 원인은 체증이다. 그 밖에도 체증은 두뇌와 오장육부를 비롯한 자율신경실조증까지 악영향을 미친다. 감기가 만병의 원인이라지만 체증보다는 심각하지 않다.

체증이야 말로 소리 없이 면역력을 저하시키는 만병의 원인이다. 이렇게 심각한 소화관의 체증은 막힌 싱크대의 하수구를 뚫으면 물이 시원하게 내려가듯 그렇게 내려주어야 한다. 소화관의 이상인 체중이 제거되어야 소화력이 좋아지며 동시에 면역력이 높아질 수 있기 때문이다. 체중을 예방하고 체기를 내릴 수 있는 가장 효과적인 방법은 소식과 다작식, 단순식이다. 소식은 식사를 작게 하는 것으로 단순히 양을 줄이라는 것은 아니다. 질을 높여서 영양에너지의 균형을 잡아주면서 작게 섭취하는 것이 효과적이다. 다작식은 오래 씹어서 음식물을 작게 부셔서 삼키는 방법이다. 김밥 1줄의 식사를 해도 최소한 20분은 천천히 씹어서 삼켜야 효과가 있다. 단순식은 메뉴를 담백한 맛이 날 수 있도록 단순화하는 것이 좋다. 인체는 중화가 된 담백한 맛을 선호하기 때문에 복잡한 요리와 많은 반찬들을 줄이고 식단을 단순화시키는 것이 효과적이다.

이상의 방법으로 하면 9m 소화관이 건강해지면서 면역력은 자연히 높아진다.

따라서 9m 소화관을 건강하게 관리하고 소화기관이 건강하면 면역력은 높아지고 건강을 유지할 수 있게 되는 것이다.

각종 암의 면역시스템을 위한 항암식품

 방사능에 대한 불안은 곧 암에 대한 두려움을 바탕에 깔고 있다.

 각종 환경오염이나 중금속, 면역력 저하가 모두 암과 직, 간접적으로 연결되어 있다. 암은 그 병명만으로도 충분히 공포감을 준다. 그럴 수밖에 없는 것이 주변에 암으로 죽어가는 사람을 보지 않은 사람이 없을 테니 말이다. 어느 날 갑자기 살이 빠지고 항암치료를 받는다고 하면 사람들은 불안한 시선으로 본다. 고통과 아픔, 죽음은 암과 연상되는 단어가 되고 있다. 통계적으로 보면, 4명 중 1명이 암에 걸리고 9명의 여성 중 1명이 유방암에 걸린다고 한다. 특히 얼마 전에 우리나라의 여성암은 아시아 최고수준이고 일본보다 2배 이상이라는 보도가 있었다. 이 정도쯤 되면 암이 왜 무서운지를 이해할 수 있다.

그러나 면역시스템을 안다면 암을 두려워할 필요는 없다. 방사능에 대한 불안도 결국은 암에 대한 두려움을 종식하면 없앨 수 있다. 방사능이나 암은 면역력을 강화하면 예방할 수 있고 완치할 수 있다. 면역시스템이 강하면 암세포는 전혀 두려워할 이유가 없다.

암세포는 영양에너지의 균형이 잡혀 있는 면역시스템을 가장 두려워한다.

영양에너지가 충분하고 면역시스템이 완벽하다면 암은 문제가 아니다. 암이 예방되며 설령 암세포가 발견되었다고 해도 얼마든지 극복할 수 있다. 암과 면역력 관계의 연구에 따르면, 영양에너지의 중요성을 알 수 있다. "영양이 빈약한 식사가 모든 암의 40~70%에 영향을 주는 면역시스템의 오작동에 영향을 미친다." 고 한다.

이러한 사실은 암의 예방과 해독을 위한 면역시스템과 항암식품에 대해 자세하게 알고 이해하는 것이 중요하다는 것을 시사한다. 또한 암에 대한 면역시스템의 강화를 위해 항암식품을 평소에 섭취해야 한다는 것을 알 수 있다. 항암식품은 세계암연구재단이 선정한 '15대 항암식품' 과 타임지 선정 '10대 항암식품' 을 기준으로 하는 것이 효과적이다. 세계암연구재단 리스트에서 최고의 항암 식품으로 꼽힌 것은 시금치이다. 그 다음은 오렌지·브로콜리·마늘과 양파·파파야·토마토 등의 순서다. 이들 리스트를 타임지 선정 리스트와 비교해서 자신의 체질에 맞는 면역시스템을 위해 항암식품을 선택하는 것이 바람직하다.

면역력을 높이는 대표적인 항암식품

1. 시금치

암을 비롯한 각종 생활습관병의 주범인 유해 활성산소를 없애는 항산화 성분이 풍부하다. 베타카로틴·비타민C·루테인 등은 시금치에 함유된 항산화 성분이다. 시금치는 조리할 때 재빨리 해야 한다. 비타민C는 물에 녹는 수용성 비타민인데도 가열하면 금세 파괴되고 루테인도 오래 조리하면 파괴돼 버리기 때문이다. 시금치를 조리할 때 콩기름 등 기름을 사용하면 지용성인 베타카로틴·루테인을 더 많이 섭취할 수 있다.

2. 당근

베타카로틴 성분이 풍부해 암의 발생과 진행을 억제한다. 중간 크기 당근 1개(600g)를 먹으면 1일 권장량의 베타카로틴을 섭취할 수 있다. 당근을 껍질 째 올리브오일에 살짝 데쳐 먹으면 베타카로틴의 흡수율이 70% 이상 높아진다. 다른 야채와 섞어 먹으면 비타민C를 파괴해 좋지 않다. 당근은 원액추출기로 즙을 내서 섭취할 때 사과와 함께 하는 것이 효과도 좋고 맛도 있다.

3. 브로콜리

미국 국립암연구소(NCI)가 마늘과 더불어 최고의 항암식품으로 선정했다.

브로콜리의 항암성분은 인돌-3-카비놀·설포라판·식이섬유 등이다. 전립선암의 성장을 억제하고 유방암 세포의 증식을 막아준다는 논문이 게재되었다. 또한 폐암·대장암 예방을 돕는다는 연구논문도 나왔다. 애연가의 폐암과 육식주의자의 대장암을 보호한다고 알려져 있다. 컬리플라워·양배추·순무·케일·냉이 등이 항암 효과가 있을 것으로 유추하는 것은 이들이 브로콜리와 같은 십자화과(양배추과) 채소이기 때문이다.

4. 레드와인(적포도주)

암을 예방하고 심장병·노화 억제에도 효과적이다. 레스베라트롤 성분은 항암과 강력한 항산화 작용이 있다. 레스베라트롤은 포도껍질 성분이어서 레드 와인 대신 포도를 먹거나 포도주스를 마셔도 비슷한 효과가 있다. 그렇지만 레드와인은 하루에 2잔 이상 마시는 것은 좋지 않다. 다른 술과 마찬가지의 알코올성분이기 때문에 간에 부담을 주며 유방암·간암 등을 유발할 수 있다.

5. 블루베리

안토시아닌(항산화성분의 일종, 블랙 푸드의 껍질 성분)은 세포에 유해산소가 쌓이는 것을 막아준다. 검붉은 색소인 안토시아닌은 블랙베리에도 함유되어 있다. 또 크랜베리엔 안토시아닌 외에 녹차의 항암성분인 카테킨까지 함유되어 있다. 브라질 아사이베리는 사람의 백혈병(혈액암의 일종) 세포를 죽이는 것으로 확인됐다.

6. 녹차

항암효과는 일본 녹차 산지인 시즈오카현 마을에 암환자가 거의 없는 이유가 녹차를 마시기 때문이라는 사실이 알려지면서 밝혀졌다. 역학조사 결과 위암사망률이 일본 전체 평균의 5분에 1에 불과했다. 이 지역 주민의 녹차 하루 소비량은 하루에 5~10잔으로 일본 전국 평균의 5배에 달했다. 녹차의 항암 성분은 카테킨이다. 녹차엔 떫은 맛 성분으로 항산화 성분인 카테킨이 10~18%나 함유되어 있다. 카테킨은 발암물질이 유전자(DNA)를 손상시키는 단계부터 차단하는 작용을 한다. 또한 발암물질인 벤조피렌·아플라톡신 등이 인체의 정상 유전자와 결합하지 못하도록 방어한다. 카테킨은 이미 손상된 유전자의 회복을 도와주며 암세포가 신생혈관을 만들면서 다른 부위로 전이되는 것을 억제한다. 항암 효과를 기대하려면 녹차를 하루 5~10잔, 녹차 잎으론 매일 6g을 먹어야 한다. 잎은 잘게 썰어 밥이나 반찬에 뿌려 먹으면 효과적이다.

7. 케일

녹황색 채소 중 베타카로틴의 함량이 가장 높아서 폐암, 위암, 식도암, 대장암 등을 예방한다. 베타카로틴과 클로로필은 열에 강해 조리해도 되지만 비타민이 파괴되기 때문에 원액추출기로 즙으로 마시는 것이 좋다. 특히 사과와 함께 추출하면 맛이 좋아진다.

8. 버섯

항암 성분은 베타글루칸에 있다. 수용성(물에 녹는) 다당류로서 우리나라에선 혈관 건강에 이로운 성분으로 알려져 있다. 그러나 일본에선 항암성분으로 더 알려져 있다. 베타글루칸은 가열해서 조리해 먹어도 좋다. 열을 가해도 잘 파괴되지 않기 때문이다. 수용성인 베타카로틴을 더 많이 섭취하려면 버섯을 꼭꼭 씹어서 잘게 부수어 섭취하는 것이 효과적이다. 그렇게 되면 침이 많이 분비되어 흡수가 잘된다. 버섯 불린 물이나 버섯 조림 국물에도 베타카로틴이 함유되어 있으므로 남기지 말고 섭취하는 것이 좋다. 일본시험분석센터 자료에 따르면 베타글루칸 함량이 최고로 높은 버섯은 꽃송이버섯(100g당 43.6g)이다. 잎새·영지·느타리·송이·아가리쿠스 등의 버섯도 베타글루칸이 풍부하게 함유되어 있다.

9. 콩

항암성분은 이소플라본과 사포닌에 있다. 이소플라본은 여성호르몬(에스트로겐)과 유사작용이 있어 식물성 에스트로겐이라 불리기도 한다. 유방암·대장암 예방 효과가 있다. 이소플라본은 콜레스테롤을 낮춰주며 여성의 갱년기 증상을 덜어주는 데도 도움이 된다. 항암 효과가 있으려면 콩조림·된장국·청국장·두부·두유 등 콩이 든 음식을 최소한 매주 2~4회는 섭취하여야 한다.

10. 양배추

베타카로틴과 비타민C가 풍부해 암세포를 정상세포로 환원한다. 하루에 90g 정도를 섭취해야 항암효과를 볼 수 있다. 적은 양이라도 생식하는 것이 효과가 있다. 하루 80~400cc의 양배추즙을 마시면 항암효과를 기대할 수 있다.

11. 생강

특유의 향을 내는 방향성분인 진저룰이 항암작용이 있다. 생강 섭취는 하루에 큰 것 한톨이면 충분하다. 생강 3~9g을 달여서 먹거나 즙을 내서 섭취하면 좋다. 편두통에도 좋으며 체내의 찬기운을 밖으로 내보내고 몸을 따뜻하게 해준다. 생강은 홍차와 같이 타서 생강홍차로 마시면 매우 효과적이다. 단, 몸이 뜨겁거나 더위를 많이 타는 사람은 생강을 섭취하지 않는 것이 좋다.

12. 가지

식이섬유가 풍부하고 대장암, 유방암 등의 원인인 동물성지방과 콜레스테롤을 제거한다.

돌연변이 유발 억제 효과가 브로콜리와 시금치보다 2배 정도 높다. 생으로 섭취해도 되고 무침, 튀김, 절임 등도 좋다. 조리방법에 영향받지 않고 비슷한 항암효과를 얻으며 몸을 따뜻하게 해준다.

13. 토마토

항암·항산화 성분은 라이코펜에 있다. 라이코펜의 항암능력은 항산화 비타민인 베타카로틴에 비해 거의 두 배에 달한다. 미국에서는 토마토를 전립선암 예방식품으로 섭취한다. 토마토는 올리브유 등 기름에 살짝 볶아서 섭취하면 지용성인 라이코펜의 흡수가 촉진된다.

두뇌의 교감신경
VS 소화기의 부교감신경의 균형

자율신경은 두뇌의 교감신경과 소화기의 부교감신경을 주축으로 작동된다.

그래서 두뇌를 많이 사용하는 사람들은 교감신경 항진이 잘 일어나고 그로 인한 부교감신경 저하로 각종 소화기질환이 발생한다. 반면에 교감신경이 억제되어 부교감신경이 항진된 사람은 각종 알레르기질환이 잘 발생한다. 어떤 쪽 신경이 우세한가에 따라 육체와 정신적 반응이 뚜렷히 나타난다. 그런데 문제는 교감신경과 부교감신경이 균형이 맞지 않으면 면역시스템의 기능이 저하된다는 점이다.

이 두 신경의 길항작용은 2가지로 나타난다.

❶ 교감신경이 항진되면 상대적으로 부교감신경이 저하되어 면역력이 저

하된다.

❷ 부교감신경이 항진되면 상대적으로 교감신경이 저하되어 면역력이 저하된다.

이 두 개의 신경은 길항작용을 하여 시소게임처럼 한쪽이 높아지면 반대쪽은 낮아진다. 그렇기 때문에 두뇌의 교감신경과 소화기의 부교감신경의 균형을 잡아주는 것이 중요하다.

그 점에 관하여 면역시스템의 핵심인 소화기와 부교감신경의 기전을 알아보면 다음과 같다.

'제 2의 뇌'로 불리는 장의 기능과 자율신경의 작용

소화기의 장은 인체의 사령탑이라고 할 수 있는 '뇌' 지배로부터 독립해 활동하고 있다.

그 증거로 뇌에서 받은 지령을 전달하는 척수가 손상되거나 뇌사상태가 되더라도 장은 정상적으로 계속 활동한다. 보통 인간은 뇌의 기능이 완전히 멈추면 몇 분에서 아무리 길어도 몇 시간 안에 심폐기능이 정지해 죽음에 이른다. 이것은 심폐기능이 뇌의 지배하에 있다는 것을 의미한다. 하지만 장은 뇌사상태에 빠져 있어도 호흡과 혈액이 순환되도록 유지해주면, 영양분을 흡수하고 불필요한 것은 배출하는 기능을 수행한다.

이처럼 '독립성'을 가졌다는 특징 때문에 장은 '제 2의 뇌'라고도 불린다.

　최근 미국의 신경생물학자 마이클 D 거숀 박사는 장이 '제 2의 뇌' 라는 것을 입증하는 흥미로운 연구를 발표했다. 그는 뇌에 존재하는 신경전달물질인 세로토닌이 장에도 존재하는 것을 발견하고 연구를 진행한 결과, 우리 몸의 전체 세로토닌의 약 95%가 장에서 만들어지고 있다는 것을 밝혀냈다. 그는 저서인 〈제 2의 뇌-장에도 뇌가 있다〉에서 당시의 발견을 다음과 같이 표현하고 있다.

　"도저히 믿을 수 없을지 모르겠지만, 저 못생긴 장은 심장보다도 훨씬 현명하고 풍부한 감정을 가지고 있다. 뇌나 척수로부터 지령을 받지 않아도 반사를 일으키는 내재성 신경계를 가지고 있는 기관은 장뿐이다."

　진화적으로 인류가 아메바 모양의 원시 생물에서 두뇌와 장에 각각 다른 기능을 가진 뇌를 발달시킨 결과이다. 두뇌와 장의 기능은 자율신경인 교감신경과 부교감신경을 비교해보면 명백하게 나타난다. 자율신경 중에서 교감신경은 긴장이나 흥분상태에 있을 때 우위로 작용한다. 반면에 부교감신경은 반대로 릴렉스 상태일 때 우위로 작용한다. 이러한 자율신경과 내장의 활동 관계를 구체적으로 나타내면 다음과 같다.

자율신경과 내장의 활동관계

교감신경 우위	장부와 조직	부교감신경 우위
상승	← 혈압 →	하강
확장	← 기도(氣道) →	수축
촉진	← 심장박동 →	진정
이완	← 위 →	수축
연동 억제	← 장 →	연동촉진

두뇌의 교감신경과 장의 부교감신경의 기능을 비교하면 특이한 면이 있다. 교감신경 우위에서는 혈압, 기도, 심장박동 등의 움직임이 활발해진다. 그런데 위장만은 부교감신경 우위에서 움직임이 활발해진다는 점이다. 식후 포만감의 졸음은 소화를 촉진하기 위해 자율신경의 부교감신경이 우위로 나타나기 때문이다.

그것은 뇌사상태일 때 심폐기능은 정지하지만 위장의 기능은 정지하지 않는다는 점과 일치한다. 교감신경과 부교감신경 각각의 지배 하에서 활발해지는 장기는 뇌와 장이 각각 지배할 때의 구도와 같다. 즉 심장이나 호흡기처럼 교감신경 우위일 때 기능이 활발해지는 기관은 뇌의 지배하에 있고, 부교감신경우위일 때 활발해지는 기관은 뇌가 아니라 장의 지배하에 있다는 뜻이다.

이러한 사실로 미루어보면, 제 2의 뇌라 불리는 장의 부교감신경

우위의 작용은 소화기의 기능저하가 되면 심각한 장애가 일어난다. 그렇게 되면 교감신경과 부교감신경의 균형이 파괴되면서 심각한 면역시스템의 저하가 나타난다.

교감신경의 항진과 부교감신경의 항진에 의한 증세

1. 교감신경의 항진

교감신경의 항진으로 인한 과립구가 증가하면 활성산소가 많아지면서 체내의 여러 조직을 파괴한다. 교감신경의 영향을 받는 심폐와 간의 기능을 비롯해서 부교감신경의 소화기질환이 많이 발생한다.

➡ 대표적 질환 : 각종 암, 위궤양, 십이지궤양, 궤양성대장염, 당뇨병, 백내장, 갑상선기능장애, 급성폐염, 신장염, 간염 등

2. 부교감신경의 항진

부교감신경의 항진으로 인한 림프구의 증가로 면역력이 지나치게 높아져 과민반응이 일어난다. 림프구가 증가하면 열이 잘 일어나며 몸에 조금이라도 자극이 오거나 벌레가 물어도 부어오르며 발열이 일어난다.

➡ 대표적 질환 : 각종 알레르기, 아토피피부염, 꽃가루알레르기, 가려움,

두통, 골다공증, 통증, 우울증, 상기증, 기력저하 등

　이와 같이 자율신경의 균형이 무너지면 면역시스템에 심각한 이상이 생긴다.
　어느 한쪽이 항진되면 균형이 깨지며 상대적으로 다른 쪽도 타격을 받기 때문이다. 이 두 개의 신경을 안정시키기 위해서는 절대적으로 몸과 마음의 균형이 중요하다.
　정신적으로는 교감신경의 긴장이나 부교감신경의 이완 중에서 치우치지 않도록 하는 것이 중요하다. 또 육체적으로는 자율신경이 안정될 수 있도록 충분한 휴식을 취하며 균형 잡힌 식단으로 건강관리를 하는 것이 좋다. 면역시스템의 기본은 자율신경의 안정에 있다. 따라서 면역력을 높이려면 뇌와 장의 균형을 잡아주는 올바른 식생활과 생활패턴을 유지하는 것이 가장 바람직하다.

어린이와 청소년, 성인, 노년층을 위한 연령별 면역식단

어린이와 청소년, 성인, 노년층을 위한 식단이 따로 있을까?
대부분의 가정에서는 한 밥상에서 연령 구별 없이 동일한 메뉴를 가지고 식사를 하다보면, 밥상에서의 균형이 깨지기 쉽다. 어린이들이 좋아하는 부드러운 육류나 달콤한 맛과 어른들이 좋아하는 맵고 자극적인 맛이 다르기 때문이다. 대개 주부는 어린이용 반찬을 따로 만들지만, 시간이 없을 때 애들은 반찬투정을 한다. 그럴 수밖에 없다.
어린이와 어른, 노년층의 입맛은 제각기 다르다. 자신의 연령에 맞는 식단은 건강관리에 반드시 필요하다. 인간은 살아가며 각 세대에 맞는 업무와 활동 및 라이프스타일을 지닌다. 그렇다면, 식단 역시 연령별의 라이프스타일에 맞춰야 하는 것이 맞다. 일가족이 외식을 해도 메뉴의 선택은 분명히 달라져야 한다. 그 이유는 연령별에너지의 수준이 다르고 축적과 발산이 다르기 때문이다. 모든 세대가 동일한 식단에서 같은 음식을 먹는 것은 면역력과 체질적 변화로 볼 때, 전혀 바람직하지 않다.

우리나라의 경우, 부드럽고 담백한 맛을 즐기는 어린이와 맵고 짜며 자극적인 맛을 즐기는 어른들의 식성이 다르기 때문이다. 외국의 식단에서는 구태여 연령별 식단의 변화가 필요 없다. 식단이 단순화되어 있고 메뉴가 부드럽고 담백하기 때문이다. 하지만 우리나라는 식단의 메뉴가 계절별로 지나치게 다양하다. 또한 가정식도 메뉴의 변화가 많아서 연령별 식단이 필요할 수밖에 없다.

세계에서 유일하게 우리나라에서만 체질과 그에 맞는 음식이 발달한 이유가 무엇 때문이겠는가. 근본적으로 한식의 다양한 식단 때문이다. 또 그와 같은 맥락에서 연령별 식단의 변화와 균형이 중요한 것이다.

그런 점에서 연령별 식단은 면역식단과 동일한 원리로 작용한다.

연령별 라이프스타일의 변화와 그에 적합한 면역식단

1. 에너지의 수렴과 발산시기

❶ 성장기 식단 : 10대에서 20대까지 – 육식중심의 성장과 면역식단

❷ 활동기 식단 : 30대에서 40대까지 - 육식+채식의 활동력과 면역식단

2. 에너지의 정화와 해독시기
❸ 안정기 식단 : 50대에서 60대까지 - 채식중심의 안정과 면역식단
❹ 장수기 식단 : 70세에서 80대까지 - 채식+육식의 장수와 면역식단

  이상의 관계를 살펴보고 실생활에서 자신의 연령별 식단을 찾는 것이 좋다.
  젊은 시절에는 아무렇게 먹어도 되고 나이 들어서는 잘 먹어야 한다는 상식은 맞지 않다. 암세포의 잠복기는 10년에서 30년까지이다. 10대나 20대 때 잘못 먹은 음식이 40대나 50대에 이르러 암이 될 수도 있다는 사실을 명심해야 한다.

❶ 성장기 식단 : 10대에서 20대까지
  성장에 도움이 되는 자연식으로 육식중심의 에너지식단이 좋다.
  일생에서 가장 체온이 뜨겁고 신체적 변화가 일어나는 시기로서 육식의 요구가 많다. 10대나 20대가 패스트푸드를 좋아하고 삼겹살과 치킨을 좋아하는 이유는 성장에 필요한 에너지가 육식에 많기 때문이다. 특히 방사능 유출 이후의 성장기 식단은 충분한 요오드의 섭취가 매우 중요하다. 절대필요량의 요오드가 충족이 안되면 방사

성 요오드를 바로 흡수할 수 있기 때문이다.

성장 호르몬 분비가 많은 어린이와 10대의 경우 요오드의 흡수력이 월등히 높아 방사성 요오드가 치명적일 수 있다. 요오드의 반감기가 8일 밖에 안되고 인체에 흡수되더라도 3개월이 지나면 대부분 안전한 것으로 변한다고 과학자들은 주장한다. 하지만 일단 갑상선에 흡수된 방사성 요오드는 유전자에 상처를 입히고 성장해 세월이 흐르면 암세포 덩어리가 될 수 있는 위험성이 있다. 이러한 점을 고려한다면 성장기 면역식단에서 요오드 성분이 많이 함유된 해조류를 비롯하여 스트론튬90이나 세슘-137에 대한 면역력 강화를 위해서 각종 미네랄, 비타민, 효소의 섭취를 늘여야 한다. 가공식과 인스턴트식, 튀김류, 치킨, 과자류, 피자, 햄버그, 콜라, 사이다 등의 식품을 가급적 통제하는 것이 우선적으로 필요하다.

❷ 활동기 식단 : 30대에서 40대까지

자연식으로 육식과 채식의 균형이 가장 필요한 시기이다.

일생에서 가장 활동량이 많은 시기로서 대사량을 조절하기 위한 채식의 요구가 절대적으로 필요하다. 동물의 세계를 보면, 초식동물은 하루 종일 풀을 뜯거나 일을 하지만 육식동물은 낮잠을 자거나 빈둥거린다. 배가 고플 때만 사냥하는 것도 있지만 채식이 부족하면 지구력이 떨어지기 때문이기도 하다. 그래서 포식동물들은 일정한 횟수이상 사냥에 실패하면 굶어서 죽는다고 한다. 순간적인 힘은 육식에서 나오지만 지구력은 채식에서 나오기 때문에 적절한 안배가 반드시 필요한 시기이다.

면역식단은 최고로 왕성하게 일을 할 시기이기 때문에 에너지를 보충하는 자연식으로 섭취해야 할 시기이다. 성장기 식단의 치킨을 비롯한 패스트푸드는 근절해야 하고 면역을 높이는 식단을 찾아서 관리에 들어가는 것이 좋다.

❸ 안정기 식단 : 50대에서 60대까지

자연식으로 채식중심으로 전환해야 할 시기이다.

50대부터는 암에 걸리기 쉬운 세대에 속한다. 십대에서 40대까지 다양한 몸과 마음의 변화를 겪으면서 노화가 느껴지는 시기이다. 체질 자체가 산성화된 경우가 많기 때문에 정화와 해독의 시기이다. 그래서 일단 45세 이후부터는 정화와 해독의 식단으로 접어 들어가야 한다. TV에서 가끔씩 완전 채식주의 자연식을 주장하는 사람들을 보면 대개가 50대이다. 그들은 대개가 50대 전후에 암을 비롯한 중병에 걸려서 고통을 경험한 사람들이다. 연령별 식단으로 보면 완전 채식주의로 전환해도 별 문제가 없다. 그런데 그들은 연령을 초월해서 완전 채식으로 전환해야 한다고 주장한다. 문제가 있는 발상이다.

면역식단은 50대 이후는 암을 비롯한 각종 퇴행성질환을 대비해야 한다. 당연히 채식과 각종 영양에너지균형을 위해 면역력 강화를 해야 할 시기이다. 만약 이 시기에 채식으로 전환하지 않으면 암을 비롯한 생활습관병, 각종 난치병에 걸리기 쉽다. 따라서 미네랄과 비타민, 효소가 풍부한 채식이 면역에 반드시 필요한 약이 된다. 또한 항암식품을 비롯하여 미네랄, 비타민, 효소 등으로 면역을 보충하는 건강식품을 섭취하는 것도 도움이 된다.

❹ 장수기 식단 : 70세에서 80대까지

채식과 육식의 자연식으로 에너지보강의 식단이 필요하다.

노년기는 단백질과 미네랄의 합성이 약화되기 때문에 소량의 육식이 반드시 필요하다. 옛말에 "늙으면 고기를 찾는다."고 했다. 활동에너지를 위해서가 아니라, 장수식으로 영양소의 균형을 잡기 위해서는 반드시 골고루 섭취를 하는 것이 좋은 것이다. 면역식단은 육식과 채식을 비롯하여 각종 영양소의 균형을 안배하는 것이 좋다. 장수기에는 몸의 기능이 약화되고 면역시스템이 저하되기 때문이다. 특히 소화기가 좋아야 에너지흡수를 할 수 있으므로, 소화가 잘되는 부드러운 메뉴로 식단을 꾸리는 것이 좋다.

연령별 면역식단의 개념은 전통한식에서는 반드시 필요하다.

다양한 먹거리와 계절음식, 육식, 채식 등 자신에게 맞는 면역식단의 선택이 건강관리에는 필수적이며 건강하기 위해서는 운동을 열심히 하는 것도 일정부분 효과가 있겠지만 면역식단으로 바꾸는 것이 더 근본적인 자연치유력을 일으킨다는 사실이 중요한 것이다.

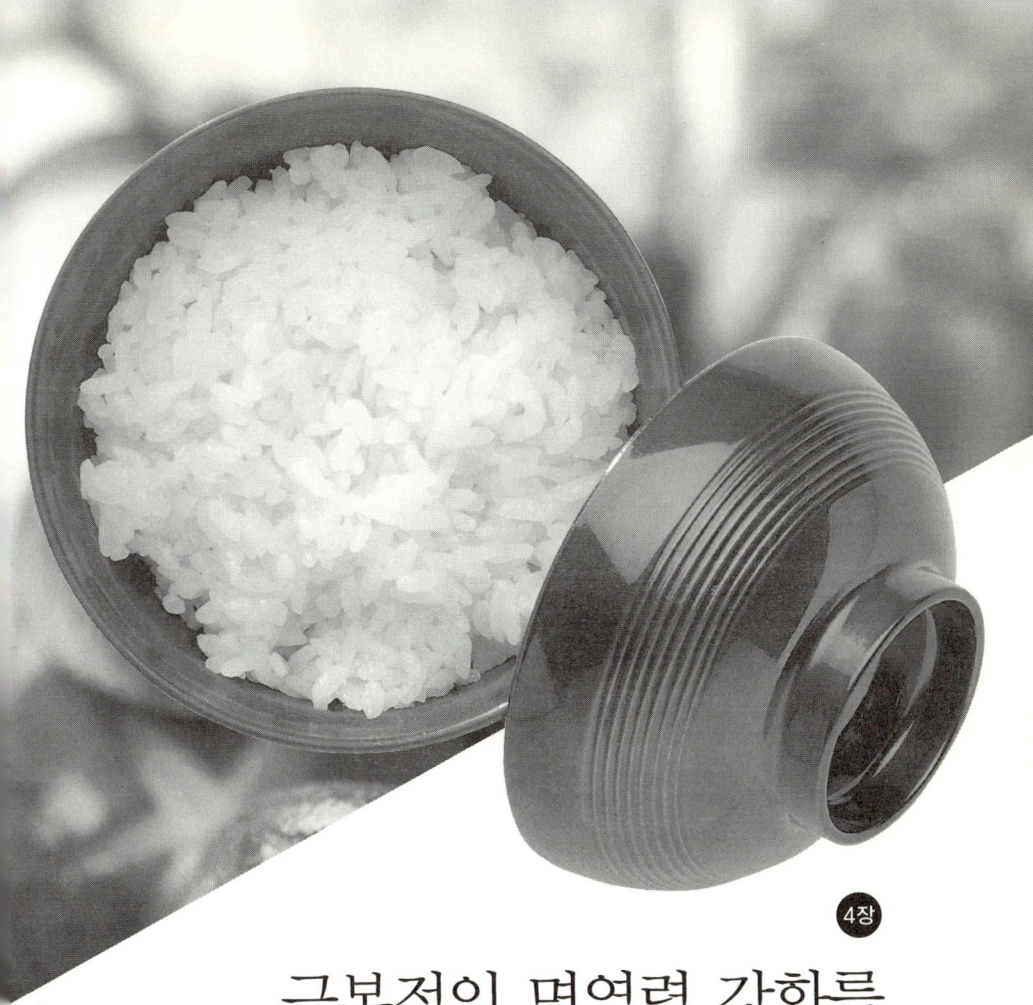

4장

근본적인 면역력 강화를 위한 체질개선

현대의학에서 밝혀낸 모든 병의 기전은
세포영양 하나로 귀결된다.
세포의 영양이 신체 전반의 건강을 좌우한다는 것으로,
면역식단이 중요한 이유와 맥락을 같이한다.

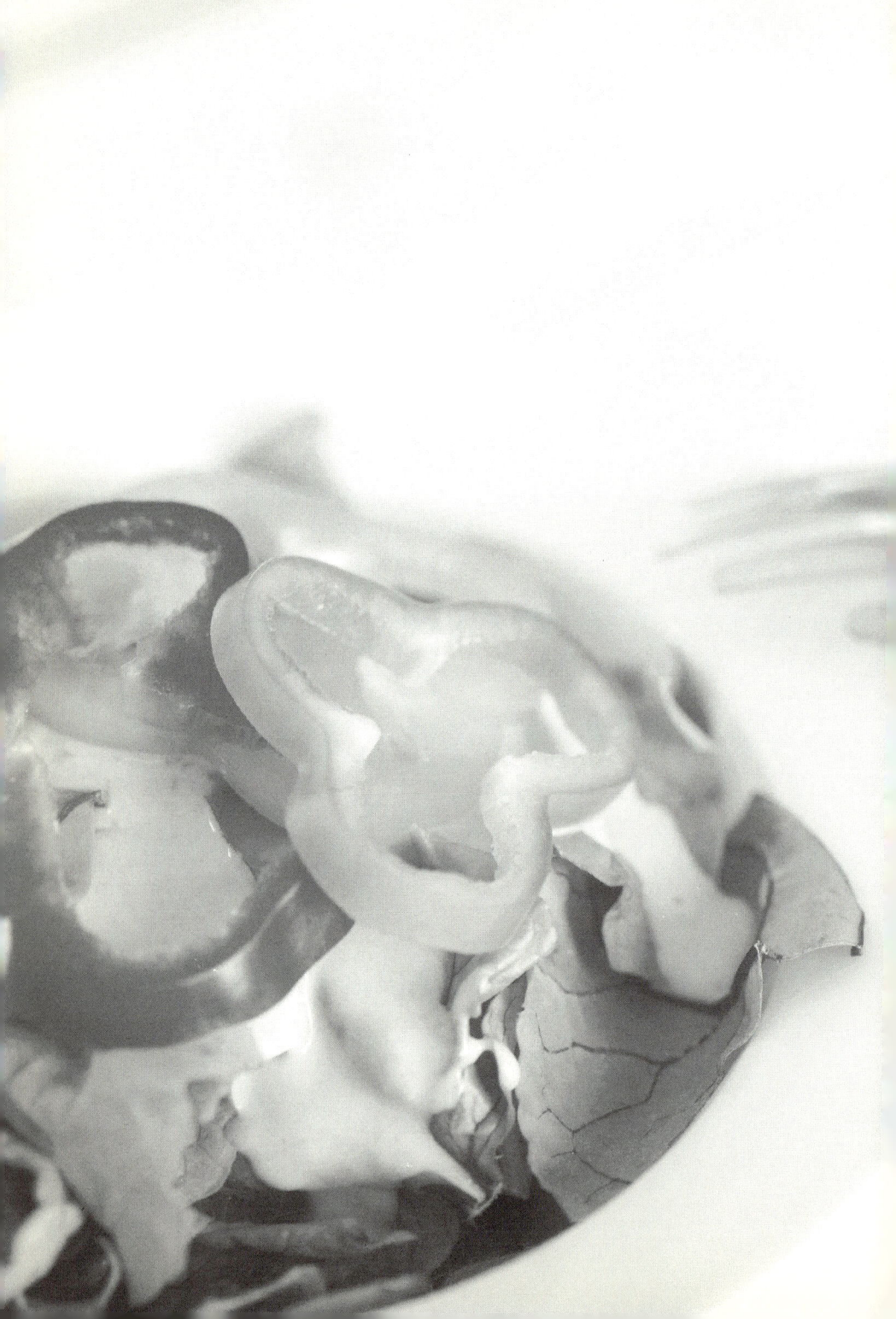

체온과 비례하는
면역의 시스템

　체온은 인체에 차가운 기운의 음과 뜨거운 기운의 양으로 나타난다.
　인체는 적정체온이 되어야 면역력이 높아지고 건강을 유지한다. 그런데 체온이 차거나 뜨거우면 면역력이 급격히 떨어진다. 음의 기운이 성한 겨울의 앙상한 나뭇가지를 보면 생명력과의 관계를 알 수 있다. 차가운 음의 기운이 성하면 생명력은 위축된다. 반면에 따뜻한 양의 기운은 생명력을 불어넣는다.
　기본적으로 인체의 면역력은 따뜻한 양기를 중심으로 생명을 유지한다. 인체의 체온이 따뜻한 36.5℃라는 사실이 그것을 입증한다. 기본적으로 인체의 최적온도는 36.5℃이고 36℃ 이하는 저체온이다. 그래서 체온이 37℃ 이상은 발열상태가 된다. 또 36℃ 이하가 되면 자율신경의 균형이 무너지고 효소의 작용력과 면역력이 약화된다. 따라서 체온을 높이는 식생활습관을 유지하고 체온은 36.5℃ 전후를 유지하는 것이 바람직하다.

옛 의학서적을 보면 냉증은 음기에너지의 치우침과 양기부족의 심각한 여러 가지 증세를 수반한다고 나와 있다. 기본적으로 생명체가 차가워지는 것만으로 면역력이 저하되는 것이 확실하다. 몸이 차가워지면 몸에는 어떤 증세가 생길까?

몸이 차가워지면 생기는 증세

❶ 몸이 차가워지면 혈액순환의 장애와 면역력 저하가 일어난다.

몸이 차가워지면 혈관이 수축하여 혈액순환의 장애가 일어난다. 혈액은 사람의 몸에 꼭 필요한 영양소, 산소, 물과 백혈구 등 면역물질을 운반한다. 그런데 이 흐름이 중단되면 몸에 갖가지 나쁜 영향이 나타난다. 특히 면역 기능의 중심이 되는 백혈구는 추위에 약해서 체온이 떨어지면 기능이 급격히 약화된다. 그래서 혈액순환이 안 되는 곳과 차가워진 부위에 병이 생긴다. 현대의 3대 질병인 암, 심근경색, 뇌졸중은 모두 냉기(冷氣)와 관계가 깊다. 체온이 1℃ 떨어지면 기초대사는 약 12%, 면역력은 약 30% 정도 떨어진다. 36.5℃를 건강했을 때의 체온으로 본다면 35.5℃에서는 배설 장애, 35.0℃에서는 암세포가 활성화된다.

❷ 몸이 차가워지면 몸이 굳어가며 면역력 저하가 된다.

내장은 차가워지면 굳고 머리는 지나치게 뜨거워지면 굳는다.

그래서 배가 차가워지면 배에 힘이 없고 등이 굽게 된다. 에너지의 통로인 경락이 막혀 순환계의 질환이 발생하기도 한다. 그뿐이 아니다. 차가운 기운이 심해지면, 뱃속에 찬기운이 점점 확대되면 간이 굳어가 간경화가 된다. 또 심장이 굳어가 심근경색 및 심장마비가 된다. 전체적으로 차가워지면 오장육부(五臟六腑)가 굳어가 순환이 안 되며 소화와 배출 능력이 떨어진다. 심각한 고혈압, 시력장애, 골다공증, 신경통, 관절염 등이 모두 찬기운의 영향 때문이다. 임산부의 경우 뱃속이 차가워지면 태아의 성장과 발육이 멈추어 선천성 왜소증, 기형아, 장애아가 태어나게 된다.

❸ 몸이 차가워지면 적(積)이 쌓이며 그 부위의 면역력을 저하시킨다.

적(積)이란 차가워져서 굳어버린 죽은 세포를 의미한다. 차가운 기운이 오랫동안 쌓이면 생기는 증세이다. 적은 몸속의 오장육부를 차갑고 굳게 하여 기능을 저하시킨다. 또한 죽은 세포를 만들어 세균과 바이러스에 대한 면역을 저하시켜 염(炎)과 암(癌)을 만든다.

적이 쌓여 차가운 기운이 퍼지면 그 부위의 면역력은 급격히 저하된다. 차가운 기운이 내장으로 스며들면 지방을 축적하여 내장비만이 된다. 사타구니로 차가운 기운이 퍼지게 되면 습진과 냉·대하가 된다. 다리로 차가운 기운이 내려가면 중풍과 통풍을 만들어 통증과 마비가 생긴다.

❹ 몸이 차가워지면 면역력의 저하로 통증과 피로감이 생긴다.

몸이 차가워지면 그 부위에 혈관이 수축되면서 신경이 위축되며 통증이 일어난다. 특히 허리와 하체의 통증은 하냉증이 주원인이며 피로감을 동반한다. 이러한 증세에는 통증이 심한 곳을 따뜻하게 하면 효과가 있는 것이 음과 양의 균형을 잡아주는 원리이다. 사고나 급격한 열을 동반하는 통증은 오히려 얼음찜질을 한다. 하지만 대개 몸이 차가워져서 생긴 통증은 따뜻한 기운으로 풀어주면 효과가 좋다.

❺ 몸이 차가워지면 면역력 저하로 각종 염증, 전염병, 암을 유발시킨다.

세균, 바이러스, 곰팡이, 기생충 등은 차가워진 세포 즉, 죽은 세포에서 발생한다. 살아있는 따뜻한 세포 즉, 기운이 있는 세포에는 발생할 수가 없다. 세균은 차가워진 뱃속에서 염증을 만든다. 이 때 빨리 뱃속을 따뜻하게 만들면 면역력이 강화되어 세균을 제거한다. 그러나 계속 차가운 상태이면 세균은 염증을 유발한다. 그리고 계속 차갑게 하면 마침내 면역의 시스템이 파괴되어 염증이 곪아터져 암이 생기게 된다.

❻ 몸이 차가워지면 부종(浮腫)이 생긴다.

몸이 붓는 증세인 부종은 수분이 배출되지 않아서 생긴다. 수분을 빼주지 못한다는 것은 소변기능(신장, 방광, 요도)이 약화되었다는 뜻이다. 그 기능들이 차가워지면 약화되어 자연적으로 몸이 붓게 된다.

대개 부종은 피곤하면 심해진다. 그 이유는 피곤하면 신장과 방광의 기능이 저하되면서 수분배출이 제대로 이루어지지 않기 때문이다. 그 외의 부분적인 부종도 마찬가지이다. 얼굴이 붓거나 손이 붓고 배나 다리가 붓는 등의 증세는 특정한 부위가 차가워지는 순환장애로 발생한다.

그 밖에도 몸이 차가워지는 것으로 인한 증세는 많다.
인체의 체온은 면역력과 비례하는 관계에 있다. 적절한 체온을 유지해야 면역력이 정상으로 가동되는 것은 건강의 기본이다.

체온의 따뜻해지면 높아지는 면역의 시스템

❶ 체온이 1℃ 상승하면 면역력은 5배 이상 강해진다.

면역기능을 높이는 인터로이킨 II나 인터페론 등은 열이 없으면 생기지 않는다. 체온이 상승하여 열이 높아져야 비로소 생성이 된다. 그래서 체온이 1℃ 떨어지면 면역력은 30%나 약해지고 체온이 1℃ 상승하면 면역력은 5배 이상 강해진다.

❷ 독소의 배출을 촉진한다.

체온이 상승하면 맥이 빨라지고 혈액순환이 좋아지며 혈액속의 독소배출을 촉진한다. 독소는 노폐물과 오염물질로 신장과 간장, 폐에서 배출한다. 체온이 하강되어 몸이 차지면 반대의 현상이 가속화된다. 체내 독소가 축적되어 몸을 약화시킨다.

❸ 산성혈액을 알칼리성으로 만든다.

수족에 고여 있는 혈액에는 탄산가스(CO_2)가 많은데, 체온이 상승하면 폐로 빨리 순환이 된다. 그러나 몸이 차게 되면 폐로 순환이 안되어 탄산(H_2CO_3)이 되어 산 과잉이 되면 몸이 따뜻해진다. 그래서 체온이 차면 피가 탁해져서 산성화되며 체온이 상승하면 혈액순환이 잘되어 혈액이 산소를 잘 받아서 맑아지며 알칼리성이 된다.

❹ 세균의 번식을 억제하고 소독을 한다.

체온이 높아지면 세균은 번식하기가 어려워진다. 물을 끓이면 균이 소독이 되는 것처럼 체온이 상승하면 균의 번식을 억제하며 소독을 하는 효과가 있다.

❺ 소화기의 체온이 높으면 체중은 자연히 해소된다.

생명활동에 반드시 필요한 효소가 작용하기 위한 체내온도의 최적의 온도는 37.2℃이다. 체중은 소화기가 차서 생기는 증세이다. 소화기의 체온을 높여주면 체중은 자연히 해소된다. 소화기를 따뜻하게 하는 음식을 섭취하면 그만큼 효과가 있다.

❻ 체온이 상승하며 다이어트효과가 있다.

체온을 높이면 체중과 비만이 자연스럽게 해소된다. 내장의 온도가 1℃ 상승하면 기초 대사율이 약 15% 상승한다. 여성의 하루 칼로리 권장량이 2,000kcal라고 할 때 내장의 온도를 2℃ 높이면 하루에 600kcal을 더 소모한다. 체온의 상승이 다이어트에 그만큼 효과가 있다.

　이상으로 체온에 비례하여 면역력은 높아진다.
　따라서 체온을 따뜻하게 하여 면역력도 높이고 다이어트도 하며 에너지가 넘치도록 하는 일석삼조의 혜택을 누리는 것이 바람직하다.

세포영양의 불균형을 초래하는
영양성분의 중독에서 벗어나라.

현대의학에서 밝혀낸 모든 병의 기전은 세포영양 하나로 귀결된다. 세포의 영양이 신체 전반의 건강을 좌우한다는 것으로, 면역식단이 중요한 이유와 맥락을 같이한다. 영양면역학의 관점에서 질병을 분석해보면 크게 3가지 요인으로 나눌 수 있다.

- 세포기능 부전,
- 독소물질 – 암 유발
- 영양성분의 중독

이 3가지 요인은 면역식단과 직결되어 있다.
❶ 세포기능 부전은 영양에너지의 결핍 혹은 불균형으로 나타난다.

그 원인은 식단의 구성적인 면에서 찾을 수 있다. 결핍된 영양에너지를 보충하고 과잉된 영양에너지를 줄이며 균형을 맞춰주어야 한다. 영양결핍보다 과잉도 문제가 있다.

❷ 독소물질은 방사능을 비롯한 환경오염, 중금속, 유전자조작, 공해 등으로 나타난다.

그 원인은 식자재의 문제에서 찾아볼 수 있기 때문에 식자재에서 해결책을 찾아야 한다.

신선한 유기농이나 자연식을 통해서 독소물질을 제거하고 섭취하는 것이 좋다.

❸ 영양성분의 중독은 특정 영양성분에 대한 치우침으로 나타난다.

음식에 대한 편중된 식습관이 그 원인이다. 패스트푸드나 인스턴트식품만을 애호하는 식습관이 특정한 영양성분의 중독으로 나타난다. 중독에서 벗어나야 한다.

이 3가지 요인은 면역식단이 얼마나 중요한 건강의 척도가 되는지를 단적으로 보여준다.

우리가 일상적으로 먹는 식단이 세포영양에 결정적인 영향을 미치면 그 다음의 관계는 인체 전반에 걸쳐 나타난다. 식단 - 세포영양 - 세포 - 조직 - 장부 - 시스템으로 연결이 되어 있다. 그래서 좋은 면역식단은 양질의 세포영양을 공급하여 인체 전반에 활기를 불어넣어

질병을 예방하고 건강을 유지하게 한다. 단순히 병이 없는 상태의 건강이 아니라, 성공을 일으키는 강한 에너지를 발산하게 한다. 반면에 잘못된 면역식단은 세포영양의 불균형을 초래하며 면역력을 떨어뜨리기 쉽다. 그렇게 되면 병이 들거나 병이 들지 않아도 무기력해지며 에너지를 발산할 수 없게 된다. 당연한 일이다. 세포는 영양의 불균형이 생기면 자동으로 결집력이 와해된다. 세포의 생성에 중요한 세포 간 교신이 끊어지며 시스템의 오류를 일으킬 수 있기 때문이다. 따라서 면역력 강화를 위한 균형적 식단이 필요하다.

태과불급의 원리로 영양에너지는 한쪽으로 넘쳐 불균형이 된 것과 부족으로 결핍이 된 것은 모두 문제가 된다. 식단에서 세포영양의 불균형을 초래하는 원인은 어떻게 알 수 있을까?

가장 빠르게 알기 위해서는 영양성분의 중독을 찾는 방법이 효과적이다. 그러나 영양성분의 중독은 찾기가 쉽지 않다. 자신의 입맛이 중독이 된 것을 스스로 아는 사람은 드물기 때문이다. 영양성분의 중독이 무서운 이유는 자신도 모르게 중독이 되어 있다는 점이다.

영양성분의 중독

❶ **당분중독** : 단맛에 중독이 된 상태로 비만, 당뇨병, 고콜레스테롤을 유발시킨다.

❷ **염분중독** : 짠맛에 중독이 된 상태로 심장병, 고혈압, 동맥경화.

뇌출혈을 유발시킨다.

❸ 지방중독 : 고소한 맛에 중독이 된 상태로 지방간, 고콜레스테롤, 비만을 유발시킨다.

❹ 항생제 중독 : 50년 이상 주류의약품인 항생제로 면역력 저하를 유발시킨다.

❺ 중금속 중독 : 방사능을 비롯한 환경오염과 음식물 등으로 각종 질병을 유발시킨다.

❻ 알코올 중독 : 당분중독과 지방중독이 함께 걸린다.

영양성분의 중독에 대한 해독방법

❶ 당분중독에 대한 해독은 질 좋은 염분(죽염)의 섭취이다.

매일 아이스크림을 먹어야 할 정도의 당분중독도 죽염을 매일 5g만 섭취하면 해독된다.

당분과 염분은 길항작용을 한다. 어린애들이 단맛을 좋아하고 짠맛을 싫어하는 것을 보아도 알 수 있다. 질 좋은 염분은 미네랄이 풍부하게 함유된 죽염이 당분중독을 없애준다.

❷ 염분중독에 대한 해독은 질 좋은 미네랄 유기농 당분이다.

전통한식은 특히 염분 덩어리이다. 벼농사 문화권에서 땡볕의 들판에서 일을 할 때, 염분은 일사병이나 탈수증을 막는 약이었다. 그러나 지금시대에 염분의 과다섭취는 심각한 중독을 야기한다. 염분에 대한 해독은 질 좋은 유기농 미네랄 당분을 섭취하면 자연히 없어진다.

❸ **지방중독에 대한 해독은 신선한 야채와 과일이다.**

트랜스지방의 독성에 대해 아는 사람은 지방중독의 무서움을 이해한다. 매일 삼겹살을 먹는다면 지방중독이다. 다른 중독도 무섭지만, 지방중독은 특히 무섭다. 그 이유는 당분중독과 지방중독이 함께 동반되기 때문이다. 그렇게 복합중독이 되면 면역력 저하는 급격하게 일어난다. 지방중독을 해독하려면 신선한 야채와 과일을 매일 먹어야 한다. 처음에는 맛이 없겠지만 21일만 섭취하면 맛을 느끼게 되며 해독이 된다.

❹ **항생제중독에 대한 해독은 미네랄과 비타민, 효소의 섭취이다.**

약을 복용하는 것보다 항생제로 사육한 돼지고기, 닭고기를 섭취하는 것이 항생제 중독이다. 항생제로 사육된 육류를 즐겨 섭취하면 자신도 모르게 항생제 중독이 된다. 소리 없이 무서운 중독으로 신종플루나 구제역에서 보았듯 면역력 저하로 무서운 질환을 유발한다.

항생제 해독을 위해서는 미네랄과 비타민, 효소가 풍부하게 함유된 함암식품을 즐겨 섭취하는 것이 효과적이다. 또한 자연식으로 항생제가 함유되어 있는 육류를 통제하는 것이 좋다.

❺ **중금속중독에 대한 해독은 미네랄과 효소의 섭취이다.**

중금속은 각종 식자재에 광범위하게 퍼져 있는 보이지 않는 위험성이 매우 높다. 최근의 수입소라의 무게 늘이기를 위한 공업용 청산가리 첨가가 대표적인 예이다. 자칫 모르고 먹은 음식이 중금속 중독을 촉진할 수 있다는 위험성을 늘 인지해야 한다. 최근의 일본 원전폭발로 인한 방사능 유출도 일종의 중금속 중독이다. 해상과 육상, 공기로 방사능이 유입될 수 있기 때문에 해독에 특히 신경을 써야 한다.

중금속 해독은 미네랄과 효소의 섭취를 늘이는 것이 가장 효과적이다. 체내의 면역시스템은 미네랄이 풍부하게 있는 상태에서는 외부 중금속을 배출하기 때문이다.

❻ 알코올 중독에 대한 해독은 강한 의지와 면역식단이다.

알코올 중독은 한꺼번에 3가지의 중독을 동반한다. 술 자체만으로도 2가지 중독성분인 알코올과 당분이 다량 있기 때문이다. 거기에다 안주는 대개 지방성분이 많기 때문에 술을 즐기면 3가지 중독이 된다. 가장 위험한 중독으로 각종 질환의 위험성이 높다.

알코올 중독에 대한 해독은 일차적으로 강한 의지로 술을 끊는 것이 가장 효과적이다. 그렇게 하지 않으면 면역식단으로 체내 알코올 성분을 배출하면서 서서히 끊는 것이 좋다.

영양성분의 중독은 질병으로 가는 지름길이다. 해독을 하지 않으면 세포의 영양은 불균형에 빠지게 되며 언젠가는 반드시 질병에 걸린다. 영양성분의 중독에 장사는 없다. 건강한 체질도 영양성분의 중독에 빠져들면 면역력 저하로 헤어 나올 수 없는 질병의 구렁텅이에 빠진다. 다만 중독은 서서히 세포의 영양불균형을 초래하기 때문에 당장 나타나지 않을 수도 있다. 빠르면 1년 이내에서 장기적으로 10년 후 20년 후에라도 질병으로 전환될 수 있다.

따라서 세포건강을 유지하기 위해서는 각별하게 영양성분의 중독을 피하여야 한다. 그러나 일단 중독이 되면 그 폐해는 너무나 심각하기 때문에 빨리 해독을 해야한다. 대표적인 해독제는 자연식으로 면역식단이다. 가공식품을 끊고 자연식의 면역식단을 지키면 분명히 해독할 수 있다.

다이어트 효과를
촉진하는 면역식품

과체중이 심각한 비만은 면역력 저하를 동반한다.

비만은 영양불균형이 나타나기 쉽고 각종 면역력 저하의 질환에 노출되기 때문이다. 인체는 적정체중을 유지할 때가 가장 면역력이 좋다. 과체중이 되면 체지방을 비롯한 노폐물이 많아지며 면역력은 자연히 저하된다. 비만은 곧 질병이라는 의견이 있을 정도로 면역력과 깊은 관계가 있다. 비만이 되면 대부분 주 영양소인 단백질, 지방, 당질은 영양과잉이 된다. 반면에 부 영양소인 섬유질, 미네랄, 비타민은 영양결핍이 된다. 그런 영양불균형의 상태에서는 면역력이 떨어질 수밖에 없다.

생활습관병의 대부분이 비만과 관련이 있다는 것은 알려진 사실이다. 다이어트와 면역력은 그만큼 불가분의 관계에 있다. 따라서 면역력을 높이기 위해서는 다이어트는 필수적인 선택이 되어야 한다.

다이어트 효과를 촉진하는 면역식단

❶ 칼로리가 없는 섬유질과 미네랄, 비타민을 식사의 50%로 배정한다.

❷ 소식으로 과일과 채소류 중심의 자연식을 하며 밥은 하루 반공기 이내를 섭취한다.

❸ 전통한식의 맵고 짜며 자극적인 음식을 금지하며 담백한 맛을 즐긴다.

❹ 냉장고의 차가운 밑반찬은 섭취하지 말고 신선한 자연식 반찬을 선택한다.

❺ 면역력을 높이는 요리 1가지와 자연식 반찬 2가지 정도의 단순한 식단이 효과가 있다.

❻ 화학적 조미료가 함유되기 쉬운 외식보다는 자연식 조미료로 만든 가정식을 섭취한다.

❼ 규칙적으로 식사하며 식사를 하는 시간은 최소한 30분 전후가 되도록 오래 씹는다.

❽ 자연식이 적응되면 부분단식(하루 1끼 혹은 2끼의 단식)이나 하루단식을 실행한다.

이렇게 하여 몸이 최적의 상태가 되면 지방질, 수분, 단백질의 상태로 축적된 영양소는 자연히 줄어든다. 고 칼로리의 주 영양소인 단백질, 지방, 당질과 저칼로리 부 영양소인 섬유질, 미네랄 비타민이 적정하게 균형을 잡게 되며 면역력은 자연히 높아진다.

다이어트 효과를 촉진하는 대표적인 면역식품

1. 고추

고추의 매운맛을 내는 캡사이신은 에너지대사 작용을 늘려준다. 뚱뚱한 토크쇼 스타 오프라 윈프리는 매일 고춧가루를 소량씩 먹었다고 한다. 일본에서는 고추를 이용한 다이어트 음료가 나오기도 했다. 캡사이신이 에너지 대사와 관련된 신체의 교감신경을 활성화해 열량 소모를 늘려주기 때문이다. 고추를 먹으면 섭취한 칼로리의 약 10%를 소모할 수 있다.

2. 다시마

섬유질과 미네랄의 균형을 잡아준다. 다시마 10장의 열량은 고작 20kcal이다. 그러나 섬유질이 풍부해 먹으면 포만감이 든다. 그뿐 아니라 다시마의 끈적끈적한 성분은 지방이 몸속에 흡수되는 것을 막아 준다. 변비와 숙변 제거에도 탁월한 효과가 있다. 다시마를 싫어한다면 미역도 좋다. 미역의 요오드 성분이 갑상선 호르몬(티록신)

을 만들어 피하 지방을 분해해 주기 때문이다.

3. 양파

고지방질을 녹여내는 작용이 강하다. 기름기 투성이 음식을 먹고도 중국 여자들이 날씬한 몸매를 자랑하는 비결은 양파이다. 매운맛을 내는 유화프로필 성분이 섭취한 영양소가 지방으로 변하는 것을 막아주고 콜레스테롤 같은 고지방을 녹여낸다. 유화프로필은 생양파에 많으므로 고기 먹을 때 날것으로 먹는 것이 효과적이다.

4. 당근

숙변제거와 체내독소를 제거한다. 숙변으로 인해 몸이 무겁고 피부에 트러블이 생겼을 때 '속 시원한' 효과를 볼 수 있다. 간을 정화시켜 체내 독소를 배출하고 피부까지 고와지게 만든다. 당근의 비타민A는 감기나 잔병 등을 유발하는 병원균에 대한 면역력을 높여준다. 익히지 말고 생으로 씹어 먹거나 당근주스로 만들어 먹는 것이 좋다.

5. 초마늘

복부지방의 분해에 최고의 효과가 있다. 날것보다는 오일이나 식초에 숙성시켜 먹을 때 다이어트 효과가 더 크다. 식초를 첨가한 마늘 분말을 요구르트에 섞으면 맛있는 디저트가 된다. 저민 마늘을 올리브 오일에 담가 먹어도 좋다. 콜레스테롤 수치를 낮추고 체지방을 연소시킨다. 변비로 아랫배가 나온 사람이나 부기가 심한 사람에게 효과가 탁월하다.

6. 감자

동일한 칼로리를 섭취할 때 어떤 음식이 가장 배가 부를까? 호주 시드니대학의 실험 결과 1등은 바로 감자이다. 포만감을 충분히 느낄 수 있으므로 밥 대신 먹어도 배고픔에 시달리지 않는다. 식이섬유인 펙틴이 변비와 설사를 동시에 예방한다. 또한 위궤양에도 효과가 있어 다이어트 중 속 쓰림으로 고생하는 사람에게 특히 좋다.

7. 호박

부종에 최고의 효과가 있다. 식물성 섬유소인 펙틴이 이뇨작용을 도와 얼굴, 다리 등의 부종을 없애준다. 또 호박의 과육이나 씨에 들어 있는 파르무틴산은 혈액순환을 좋게 하며 혈중의 콜레스테롤을 줄여준다. 풍부한 필수 아미노산이 신체 장기의 활동을 활발하게 하여 칼로리 소모를 늘려주는 효과도 있다. 다이어트 중에는 영양 불균형으로 피부가 까칠해지기 쉽다. 그럴 때 호박의 비타민A는 신진대사를 도와 피부를 윤기 나게 가꿔준다. 특히 단호박은 카로틴이 풍부해 소화흡수가 잘되며 섬유질이 많아 변비 예방에도 효과적이다.

8. 토마토

포만감과 스트레스를 동시에 해결해준다. 그래서 다이어트 스트레스를 없애준다. 다이어트 중이라 해도 80% 정도의 포만감은 느껴야 불안, 초조, 우울증 같은 스트레스가 없다. 토마토는 100g에 6kcal로 열량이 매우 낮지만 적게 먹어도 배가 든든해진다. 또한 비타민, 칼슘, 칼륨, 구연산 등이 풍부해 스테미너가 떨어지지 않는다. 토마토를 섭취하면 소식을 해도 기운 빠질 염려는 없다.

9. 양배추

섬유질과 포만감을 채워주는 효과가 있다. 독일의 페터 슐라이허 박사는 양배추를 수프로 만들어 밥 대신 수시로 마시면 일주일에 평균 4~6kg가 빠진다는 임상실험 결과를 발표한 바 있다. 케이트 윈슬렛, 샤론 스톤, 미셸 파이퍼 등 숱한 할리우드 스타들이 열광한 이 수프는 양배추, 피망, 당근, 양파, 셀러리, 토마토를 썰어 냄비에 넣고 1시간쯤 뭉근하게 끓이면 완성이 된다.

10. 샐러리

섬유질과 미네랄의 절묘한 조화를 지니고 있다. 마요네즈 광고에 나 나오던 셀러리가 각광받기 시작한 건 '덴마크 다이어트'에 소개되면서부터이다. 칼로리가 거의 없는 대신 조혈 작용을 하는 철분이 풍부해 다이어트식에 부족한 영양을 보충해 준다. 생으로 씹어 먹거나 즙을 내어 먹는 것이 정석이다. 특유의 역한 향과 쓴맛이 거북하다면 수프로 만들어 저녁 대신 먹는 것이 효과적이다. 셀러리, 당근, 감자, 토마토, 양파 등을 육수에 넣고 끓이면 된다.

11. 팥

불필요한 체내의 수분을 배출한다. 수분이 과다하게 쌓이면 지방 또한 쉽게 축적된다. 팥의 사포닌 성분은 이뇨작용을 도와준다. 부기가 그대로 살이 되는 체질이라면 수분을 빼주는 것만으로도 감량 효과를 볼 수 있다. 체내 지방을 분해, 에너지로 바꿔주는 비타민B1도 풍부하다. 매끼 식사 전에 삶은 팥을 1~2스푼 정도 복용하면 효과적이다.

과다한 소금섭취량의 문제와
면역력을 강화하는 죽염의 효과

과다한 소금섭취량은 면역력을 저하시키는 주요한 원인이다.

소금섭취량이 많아지면 혈액은 산성화되며 동맥경화를 비롯한 심장병, 뇌출혈이 유발될 수 있다. 또한 염분에 대하여 당분이 상대적으로 늘어나면서 당뇨병과 지방간, 고콜레스테롤의 원인이 되기도 한다. 왜 염분중독이 당분중독을 유발시키는 지는 염분과 당분의 비율을 생각하면 잘 알 수 있다. 일반적으로 우리나라는 고염분 섭취 국가로 다른 나라 식단에 비해 엄청나게 짜고 매운 음식류가 많다.

그 결과 염분을 받아들이기 힘든 체질은 상대적으로 당분섭취를 배가 시킨다. 소금이 짜면 설탕을 넣어서 중화시키고, 설탕이 많아 달면 소금을 타서 중화시키는 원리가 그러하다. 맵고 짠 음식이나 소금발효식품의 반응으로 당분중독이 생기기 쉽다. 그래서 우리나라 사람들은 어릴 때부터 유독 사탕을 비롯한 당분을 좋아한다. 집에서 과다하게 먹는 염분을 중화시키기 위해 당분섭취율을 높이는 인체의 반응이다.

그렇게 되면 염분중독과 당분중독이 함께 동반되며, 끝없이 염분섭취 대비 당분섭취를 올리게 된다. 동맥경화, 심장병, 뇌졸중, 당뇨병 등의 생활습관병이 기하급수적으로 늘어나는 주요한 원인이 그러하다. 무서운 식원병의 원인 중의 하나가 염분중독과 당분중독의 불균형에 기인하고 있다.

염분중독과 당분중독의 균형과 면역력 강화

1. 당분중독

당분중독은 두 가지 유형이 있다. 첫 번째는 체질적으로 짠 맛을 싫어하고 단맛을 좋아하는 유형이다. 두 번째는 과도한 염분섭취에서 벗어나려고 당분섭취를 늘인 유형이다.

이 두 가지 유형의 당분중독 유형들은 질 좋은 염분(죽염)의 섭취량을 늘리면 자연치유가 된다. 당분중독의 최고 해독제는 죽염이다. 온 몸이 당분으로 쩔어 있는 상태에서 염분은 수분을 증대시켜 당분을 배설할 뿐만 아니라, 당분의 섭취량을 줄여준다. 또한 당분중독은 혈액을 산성화시키기 때문에 피를 탁하게 하여 면역력 저하를 초래한다. 그래서 당분중독에서 벗어나면 혈액이 맑아지기 때문에 면역력이 높아지고 건강해진다.

2. 염분중독

염분중독도 두 가지 유형이 있다. 첫 번째는 체질적으로 단 맛을 싫어하고 짠 맛을 좋아하는 유형이다. 두 번째는 과도한 당분섭취에서 벗어나려고 염분섭취를 늘인 유형이다.

이 두 가지 유형의 염분중독 유형들은 질 좋은 당분(미네랄설탕)의 섭취량을 늘리면 자연치유가 된다. 염분중독의 최고 해독제는 당분이다. 미네랄 함유가 많이 된 유기농 설탕을 섭취하면 매우 효과적이다. 염분중독은 피를 탁하게 하여 암을 비롯하여 고혈압, 심장병, 동맥경화 등을 유발하는 직접적인 원인이 된다. 염분중독에서 벗어나면 면역력이 강화되고 건강해진다.

이상의 방법들은 실제적으로 효과가 높다.

예를 들면, 당분중독의 비만인에게 죽염을 섭취하게 하면 빠르게 다이어트가 된다. 심각한 당분중독은 알칼리 성분인 죽염의 섭취로 해독작용을 하며 하기 때문이다.

그러나 당분중독이 된 분들에게 질 좋은 염분섭취를 하게 해서 효과를 본 사람들은 일방통행의 주장을 한다. 그들은 무조건 소금섭취를 늘이라고 목소리를 높인다.

어떤 분은 무조건 염분이 만병을 고친다고 주장하기도 한다. 하지만 그런 만병통치약은 없다. 당분중독이 없는 사람에게 염분섭취를 늘이면 오히려 면역력이 저하되고 심각한 식원병에 걸릴 수도 있다. 따라서 염분섭취에 관한 한 최대한 줄이는 것이 면역력에 도움이 된다.

한식은 기본적으로 소금섭취량이 높기 때문에 면역력을 저하시켜 암을 비롯한 각종 질환에 걸릴 확률을 높인다. 실제 소금을 많이 먹는 동양인들이 서양인에 비해 위암 발생률이 더 높은 것으로 보고되고 있다.

소금 자체는 발암물질이 아니다. 하지만 고농도의 염분은 세포에 손상을 주고 주위에 있는 발암물질의 침투를 쉽게 해주는 발암보조물질(co-carcinogen) 역할을 한다.

된장찌개, 김치찌개 등을 많이 섭취하는 것이 위암 발병 위험을 높인다는 연구 보고가 있었다. 심층 분석을 통해 된장이나 김치가 아니고 짠맛이 주범으로 밝혀진 바 있다.

소금은 아무리 많이 섭취해도 하루 10g을 넘겨선 안 된다. 그런데 전통한식은 주로 짠 성분이 많으며 거기에다 인스턴트식품이나 가공식품이 가세되면 염분 농도는 높아질 수밖에 없다. 전통한식을 기준으로 보면 한국인의 염분섭취는 자연 높아진다.

2001년도 국민영양조사 보고서를 보면 한국인이 하루 평균 섭취하는 나트륨은 약 4900mg(소금 12.5g)이다. 생리적 필요량과 WHO(세계보건기구)에서 만성질환 예방을 위해 권장하는 1일 나트륨 2000mg(소금 5g)의 권장량인 일일 5g을 2.5배나 초과한다.

예를 들면, 김밥 1줄로 아침을 해결하고, 점심은 칼국수 한 그릇에 배추김치 10조각, 저녁은 돼지불고기 200g에 동치미 한 그릇, 된장찌개를 먹었다면 하루 나트륨 섭취량은 21.25g에 이른다. 이 정도의 소금을 계속 섭취하면 면역력 저하는 심각해진다. 암뿐만 아니라 고혈압, 신장질환 등을 유발할 수 있다. 이에 대해 안윤옥 서울의대 예방의학과 교수는 "발암물질을 발암보조물질과 함께 섭취하면 더욱 쉽게 암을 유발할 수 있다"면서 "특히 짜게 먹으면 암 위험이 5~6배까지 증가한다는 연구결과가 있다"고 경고했다.

실제 1990~2001년 동안 일본의 중년 남녀를 조사한 결과, 남자의 경우 가장 짜게 먹는 집단이 위암에 걸릴 확률이 적게 먹는 집단보다 2배 정도 높았다. 여성도 가장 짜게 먹는 집단이 1.5배 이상 위암 발생이 높았다. 소금 섭취량은 식도암과도 관련이 깊다. 중국에서는 식도암 환자와 대조군을 비교한 결과, 젓갈류와 피클류가 식도암 발생을 증가시켰고 신선한 과일의 섭취는 식도암을 감소시키는 것으로 나타났다. 소금을 줄이려면 소금 절임·가공·인스턴트식품의 섭취를 줄이고 외식의 빈도를 줄이는 것이 좋다. 그러나 소금은 인체에서 반드시 필요한 미네랄이기 때문에 섭취를 하지 않을 수는 없다.

따라서 완전한 산성의 정제염과 발효소금, 그리고 죽염의 효과를 제대로 알아야 할 필요성이 있다. 정제염과 발효소금, 죽염을 비교하면 다음과 같다. ❶ 죽염은 소금과 분자구조가 다른 완전한 미네랄 식품이다. ❷ 정제염은 미네랄이 완전히 제거된 소금이다. ❸ 천일염은 황산마그네슘과 간수성분, 뻘의 미세먼지, 가스가 많이 함유된 소금이다.

이상의 소금에서 죽염은 천일염의 독소가 제거되고 당분중독을 해독할 수 있는 유일한 해독제이며 미네랄 성분의 보고이다. 다만 죽염은 800℃ 이상의 고열을 가하여 다이옥신이 검출되지 않는 것을 선택하는 것이 좋다. 800℃ 이하로 가열되어 만들어진 죽염에는 다이옥신이 검출될 수 있기 때문에 주의를 요한다. 질 좋은 죽염은 당분중독의 해독제가 될 수 있을 뿐 아니라 미네랄 성분을 보충해주는 면역력 강화의 효과가 있다.

면역력을 높이는 동이장부탕
(가물치, 잉어, 장어, 붕어)의 보양식

면역력을 높이는 최고의 미네랄 종합세트는 동이장부탕이다.

한문으로 가물치는 동(鮦-가물치), 잉어는 이(鯉-잉어), 장어는 장(長魚-장어), 붕어는 부(鮒-붕어)를 뜻한다. 이 4종류의 민물고기는 최강의 보양식이다. 단백질, 지방, 미네랄, 비타민 등이 풍부하다. 또한 각종 효능을 보면 면역력을 높이는 작용력이 엄청나게 강하다.

서양식 캡슐이나 알약형태의 건강식품에 비하면 비교할 수 없을 정도로 면역력을 높이는 성분의 함유량이 높다. 체내에서의 흡수력도 최고로 좋다. 캡슐이나 알약은 흡수과정에 위장에 부담을 주지만 이들 민물고기는 액기스로 섭취하면 흡수하기에 편하다.

이들 동이장부는 전통적으로 왕실의 궁중건강법에서 널리 사용했다. 왕자들의 총명탕을 비롯하여 각종 보양식으로 활용되었다. 그러던 것이 조선왕실이 패망하면서 비전되던 궁중건강법이 민간으로 흘러들어 오늘날 보양식이 되었다.

우리나라 임산부들은 이들 민물고기들을 한번쯤은 먹어본 경험이 있을 것이다. 전통적으로 아기를 잉태하면 잉어를, 출산 후에는 가물치를 고아 먹였다. 그 식문화풍습이 아직까지 전해내려 오고 있다. 그렇다면 우리 선조들은 왜 이들 물고기를 고아 먹었을까?

이에 대한 해답은 뚜렷한 효과를 꼽을 수 있다. 양질의 단백질과 지방, 미네랄을 비롯한 각종 영양성분을 함유하고 있어 면역력을 높이기 때문이다. 실제 이들 동이장부는 보양식으로 면역력을 높이는 효과가 대단히 높다.

동이장부(가물치, 잉어, 장어, 붕어)의 효능

1. 가물치

성분은 수분, 단백질, 지방, 회분, 칼슘, 인, 철분, 비타민으로 구성되어 있다. 영양효과는 장어와 비슷하지만 지방과 비타민C는 떨어진다. 그러나 미네랄은 훨씬 풍부하며 철은 뱀장어의 8배, 칼슘도 4배나 함유되어 있다. 비타민B군도 뱀장어보다 풍부하다. 스테미너를 상승시키고 체내효소를 활성화하는 효과가 뛰어나다.

구체적인 효능은 산후보신, 병후회복, 허약체질의 개선, 간경화나 성기능 장애에 효과, 어혈제거, 부종을 내리며, 당뇨나 내열로 갈증이 나서 물을 자주 마시는 증세에 효과적이다.

2. 잉어

성분은 단백질, 지방질, 당질, 칼슘, 인, 철, 나트륨, 칼륨, 비타민 등이 풍부하다. 남자의 정자수를 10배로 증가시켜준다고 알려져 있다. 여자의 경우에는 임신전후나 임신 중에 체력증강을 시켜준다. 또한 임신중독을 막아주고 모유의 생성증가, 하혈방지, 부종, 순산에 특효라고 알려져 있다. 잉어는 잠시도 쉬지 않으며 정지하지 않기 때문에 중풍환자에게는 좋지 않다고 알려져 있다.

구체적인 효능은 수종병, 복막염, 간경변증, 황달, 피부의 부스럼, 허약체질의 개선, 식욕부진, 냉증, 부종을 내리고 소변을 이롭게 하며 천식과 기침에도 효능이 있다.

3. 장어

성분은 수분, 단백질, 당질, 회분, 비타민, 미네랄 등으로 구성되어 있다. 비타민A는 소고기보다 200배나 함유되어 있어 눈을 밝게 한다. 그리고 지방질에 레시틴, EPA, DHA성분이 풍부하게 함유되어 뇌기능을 활성화시켜 두뇌발달에 좋다. 또한 비타민A, 비타민B

가 풍부하게 함유되어 있어 스테미너 증진에 효과가 있다. 여성의 경우, 난소작용을 활발하게 해주어 피부를 탄력 있게 해주고 주름방지 효능이 있다. 구체적인 효능은 허약체질의 개선, 양기부족, 대변으로 하혈을 할 때 효능이 뛰어나다.

각종 충으로 인한 복통이나 신물을 토할 때, 조루, 대하증, 토혈, 하혈 등으로 속이 허해서 일으키는 병에는 좋다. 폐병으로 허약한 체질을 보할 때 효과가 좋다.

4. 붕어

성분은 단백질이 풍부하고 지방질은 적으나 불포화지방산이 많아서 고혈압과 동맥경화 등 심장순환계 질환에 효능이 있다. 비타민 B군의 함유가 많아서 소화와 뇌신경의 강화로 정신 상태를 향상시킨다. 또한 뇌를 활성화하여 스트레스 해소에 도움이 되며 근육과 심장의 활동을 도와준다. 구강염이나 설염을 예방하고 피부를 보호한다. 잘 체하거나, 잘 토하거나, 잘 먹지 않을 때, 또는 설사가 잦을 때 좋다. 붕어의 지방은 불포화지방산이기 때문에 고혈압이나 동맥경화증에도 좋다. 또한 칼슘과 철분이 풍부하기 때문에 골다공증 예방과 성장기 어린이나 빈혈이 있는 여성에게 도움이 된다. 허준의 동의보감에 의하면 "모든 물고기가 음양오행설의 이치에 맞춰보면 화에 속하는데, 붕어만은 토에 속한다. 위장기능을 조화시키고 소화액의 분비를 촉진하여 소화를 돕고 식욕을 증진시킨다. 또 소장과 대장을 강화하여 몸을 보하고 혈당을 내리는 작용이 있다."고 한다.

구체적인 효능은 만성 신장염, 부종으로 항상 손발이 붓고 저리며 아플 때, 산후 젖이 부족하고 조리가 필요한 때, 대장출혈, 여성의 하혈이 심하여 얼굴이 창백할 때에 효과가 좋다.

"가물치는 임산부들에게만 좋은 것 아닌가요?"

가끔씩 그렇게 의문을 표하는 사람들도 있다. 임산부에게만 좋은 것이 아니다. 그만큼 귀하다는 것을 뜻한다. 옛날에는 육식어종에 속하는 강하고 빠른 가물치를 잡기가 힘들었기 때문에 임산부에게 우선적으로 먹였다. 가물치는 붕어와 잉어, 미꾸라지 등의 치어를 잡아먹는 육식어종이다. 강한 이빨로 낚시 줄이나 그물을 끊었기 때문에 물을 퍼내지 않는 한 잡기가 힘들었다. 그래서 귀하게 되어 임산부들에게만 먹였다.

가물치는 모든 사람에게 면역력 강화를 시키는 효과가 있다. 그러나 가끔씩 가물치가 좋다는 것을 아는 사람들도 무조건 먹기만 하면 좋은 것으로 착각하는 경우가 있다. 가물치뿐만 아니라, 잉어, 장어, 붕어의 동이장부는 무조건 먹기만 하면 좋은 것은 아니다.

이들 동이장부탕(가물치, 잉어, 장어, 붕어)의 힘은 미네랄에 있다.

현대인들의 영양 상태는 매우 양호하다. 하지만 미네랄을 비롯한 비타민, 불포화지방산 등의 면역력 강화의 성분들은 어떠할까? 대부분의 사람들은 그러한 면역성분들의 부족현상을 겪고 있다. 그런데도 별 뚜렷한 대책이 없다. 그렇기 때문에 동이장부의 힘이 필요하다. 제대로 한국인의 위와 장이 흡수할 수 있도록 만드는 개별맞춤식품으로서 동이장부를 섭취할 때, 면역력이 증강될 수 있다.

"푹 고아서 먹으면 되는 것 아닙니까?"

대다수 사람들이 이들 동이장부(가물치, 잉어, 장어, 붕어)를 사서 푹 고아서 먹으면 된다고 생각한다. 심지어 어떤 사람들은 건강원에 가서 약재를 넣어 먹기만 해도 효과가 있다고 믿는다. 그러나 푹 고아서 먹는다고 과연 식품으로서 흡수가 될까? 찜으로 섭취하거나 탕으로 고아먹는다고 해서 효과가 나지는 않는다.

동이장부(가물치, 잉어, 장어, 붕어)의 힘은 미네랄을 추출하여 영양에너지의 균형과 흡수력을 높이는데 있다. 아무리 좋은 자연산이라고 해도 찜을 비롯한 요리나 탕으로는 한계가 있다. 동이장부를 푹 고은다고 해도 미네랄 추출과 흡수력을 높이지 않으면 효과는 없다. 동이장부(가물치, 잉어, 장어, 붕어)의 면역력 강화비법은 미네랄을 비롯한 성분의 추출과 흡수력에 있다. 면역력을 최대한 높이기 위해서는 다음의 네 가지 방법을 사용하는 것이 효과적이다. 동이장부(가물치, 잉어, 장어, 붕어)를 액기스로 추출할 때의 방법은 다음과 같다.

첫 번째는 가물치나 잉어, 붕어, 장어를 따로 따로 고아 먹는 것보다 한꺼번에 추출하여 섭취하는 것이 좋다. 이들의 효능과 체질에 따른 배합을 하는 것이 최대한 효과를 높인다.

두 번째는 이들 재료에 흡수력을 높여줄 천연약재의 소화제가 적합하게 들어가는 것이 효과적이다. 기본적으로 몸이 차거나 몸이 뜨거운 체질의 구분이 되어야 부작용이 없는 체질개선이 이루어진다. 체질의 상태에 맞는 소화제가 들어갔을 때 효과가 높아진다.

세 번째는 면역력 저하의 주된 원인을 알고 그에 맞는 개별맞춤으로 체질개선을 할 수 있게 해야 한다. 좋은 재료를 사용하더라도 몸에 맞지 않으면 오히려 해로울 수 있기 때문이다.

네 번째는 동이장부(가물치, 잉어, 장어, 붕어)의 성분을 추출할 수 있는 방법으로 앞의 세 가지 요소를 포함하고 물의 양과 불의 세기, 추출하는 시간 등이 적합할 때 최고의 효과를 높일 수 있다.

이상의 방법으로 동이장부(가물치, 잉어, 장어, 붕어)를 탕으로 만들어 섭취하면 효과가 있다. 이 동이장부탕의 미네랄 종합세트를 섭취하면 면역력은 현저히 높아진다. 신토불이이며 최고의 면역력 강화 보양식으로서 손색이 없다. 또한 심한 스트레스와 만성피로 증후군을 비롯한 증세들을 없애는데도 효과가 있다.

따라서 영양에너지의 불균형이 심각하거나 면역력이 저하되어 있다면, 동이장부의 미네랄 종합세트를 섭취하는 것이 바람직하다.

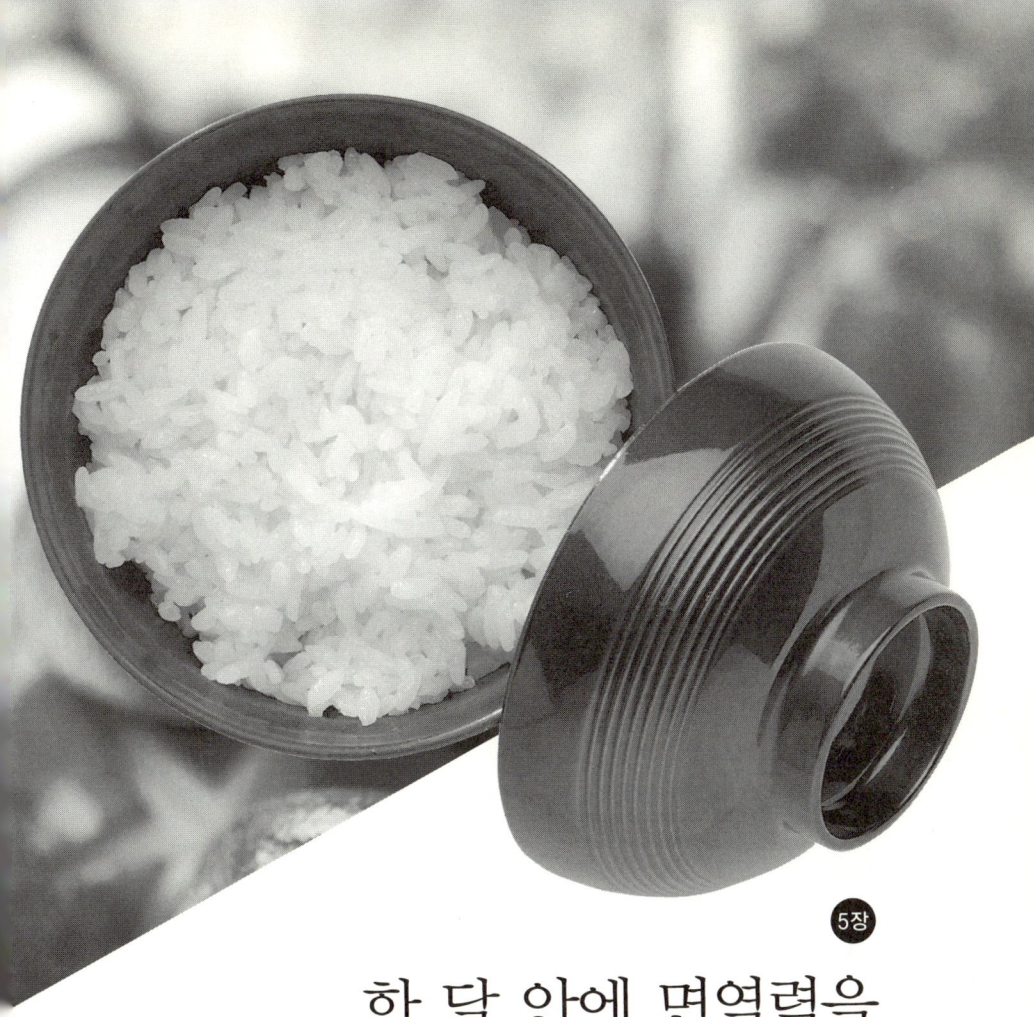

5장

한 달 안에 면역력을 높여주는 항암식품 31종

실생활에서 접할 수 있는 식품이면서도
항암효과가 강력하다면 그보다 더 좋을 수는 없다.
제대로 알고 적정량을 섭취한다면 매일 먹는 음식만으로도 충분하다.

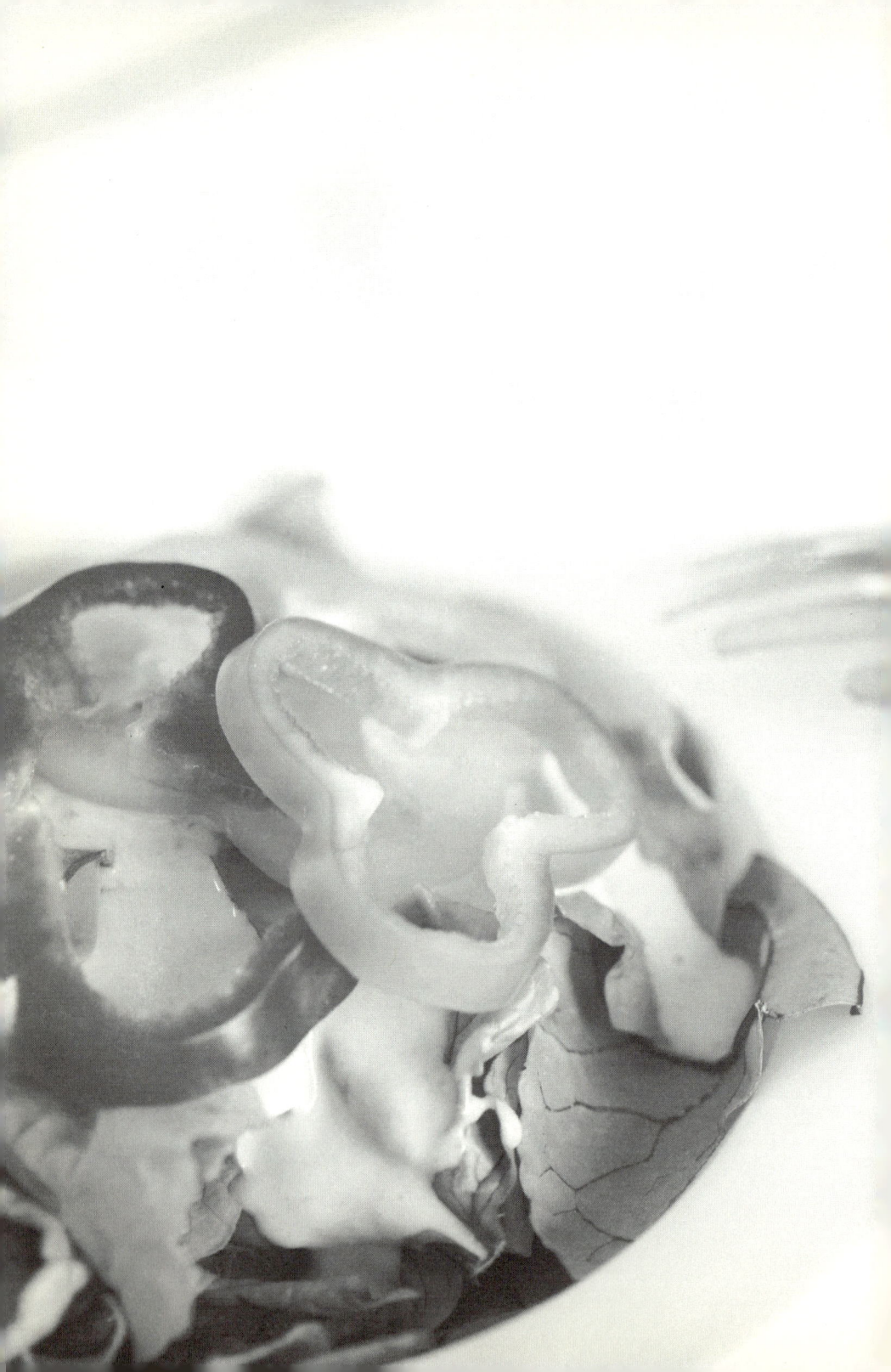

곡류
현미, 쌀겨, 보리, 귀리, 참깨

아무런 생각 없이 먹는 것과 바로 알고 먹는 것은 면역력에 대한 효과가 전혀 다르다.

면역력을 높여주는 곡류는 조리방법에 따라 흡수력이 달라지고 선택도 중요하다. 곡류는 매일 같이 상식해야 하는 것으로, 이왕이면 면역력을 높이는 것이 효과가 좋다.

실생활에서 접할 수 있는 식품이면서도 항암효과가 강력하다면 그보다 더 좋을 수는 없다. 제대로 알고 적정량을 섭취한다면 매일 먹는 음식만으로도 충분하다.

곡류 중에서도 주식으로 할 수 있는 현미, 쌀겨, 보리, 귀리, 참깨를 일상적으로 섭취하면 맛과 영양 및 면역력을 높이는 일석삼조의 효과를 볼 수 있다.

1. 현미

피틴산, 페놀, 셀레늄, 비타민E, 식이섬유 등이 함유되어 있다.

피틴산은 활성산소로부터 세포를 보호한다. 활성산소에 의해 세포의 유전자가 손상되면 정상세포가 손상된다. 체내의 철분이나 구리는 결합 물질이 존재하지 않으면 유리기가 되어 세포를 산화시킨다. 이런 조건에서 피틴산은 철분이나 구리와 결합하여 세포의 산화를 방지하여 면역력을 높이는 것으로 밝혀졌다. 페놀, 셀레늄, 비타민E는 항산화 작용으로 면역력을 높인다. 또한 풍부한 식이섬유가 있어 소화가 잘되며 그 외에도 단백질, 인, 칼륨, 아연 등의 미네랄류의 함유량이 높아 부영양소의 결핍을 보충하는 효과가 있다.

➡ 면역력을 높이기 위한 섭취법 : 주식으로 섭취하는 것이 가장 효과적이다. 백미에 비해 소화력이 떨어지기 때문에 최대한 천천히 다작식으로 천천히 씹어야 좋다.

2. 쌀겨

비타민B군, 비타민E, 피틴산, 페놀, 셀레늄 등이 함유되어 있다.

현미에는 식이섬유와 비타민B1은 백미의 4배가 있다. 비타민B2와 지방질, 인, 철분은 백미의 2배가 들어 있다. 비타민B군과 비타민E는 활성산소가 세포를 산화시키기 전에 포획하여 독성을 제독하는 작용이 있다. 또한 활성산소의 작용을 제거시킴으로써, 세포를 보호해준다. 식이섬유는 장 속에서 유해한 물질을 배출시키는 작용력이 있다. 각종 독소와 발암물질의 대부분은 장속에서 발생하는데, 식이섬유는 그 물질들을 배출시킨다. 또한 비피더스균 등과 같은 유익한 균을 증식시켜 유해 물질의 생성을 억제하는 작용도 있다. 피틴산과 페놀, 셀레늄은 비타민E와 같이 세포의 산화를 방지하여 면역력을 높이는 효과가 있다.

➡ 면역력을 높이기 위한 섭취법 : 매일 꾸준히 섭취하는 것이 도움이 된다. 그대로 섭취하기 어려우면 빵이나 튀김 등 다른 요리를 할 때 섞어서 섭취하는 것도 좋다.

3. 보리

비타민B1, 비타민B2, 셀레늄, 비타민E, 페놀, 식이섬유 등이 함유되어 있다.

비타민B1, B2가 풍부하게 함유되어 있어 각기병 예방에 좋다. 셀레늄은 면역력을 높이는 효과가 탁월하다. 세포의 암화를 촉진하는 활성산소를 제거하는 효소에 필요한 성분이다. 실제 셀레늄의 섭취량이 부족한 사람은 암에 의한 사망률이 높다는 보고가 있다. 셀레늄은 비타민E와 함께 작용하면 항산화작용이 더 향상된다. 비타민B군과 페놀에는 항산화작용이 있다. 보리껍질에 풍부하게 함유되어 있는 베타클루칸 성분은 혈당을 저하시켜주기 때문에 당뇨에 좋다. 식이섬유는 대장의 기능을 원활하게 하고 대장암 예방에 효과가 있다.

➡ 면역력을 높이기 위한 섭취법 : 매일 섭취하는 것이 도움이 된다. 1일 표준 섭취량은 20g 정도이다. 주식으로 하려면 백미에 섞어 섭취하는 것이 좋다. 선식으로 보리를 섞어 마시는 것도 하나의 방법이다. 다만 보리는 열을 빨아 들이는 성질이 있어 많이 섭취할 경우에 몸을 차게 한다. 여름철에 보리밥을 즐겨 먹는 이유가 그러한 성질이 있기 때문이다.

4. 귀리

복합 탄수화물, 페놀, 스테롤, 비타민B1, 식이섬유, 아연 등이 함유되어 있다.

복합 탄수화물이 풍부하며 단백질은 현미보다 2배나 많다. 또 심장 질환과 특정 암을 예방하는 데 도움이 되는 식물생리활성물질도 있다. 마그네슘, 칼륨, 아연, 구리, 망간 등의 미네랄과 티아민, 판토텐산 등 비타민이 함유되어 있다. 여기에 폴리페놀, 식물성 에스트로겐, 그리닌, 비타민E 등도 풍부해 이 모든 영양소의 시너지 효과가 수많은 질병을 낫게 하는 효과가 있다. 페놀과 스테롤은 미량 성분이지만 강력한 항산화작용이 있다. 면역력 저하의 주요원인 중의 한 가지는 활성산소가 세포를 산화시키는 것으로 나타난다. 그런데 이들 성분에는 산화를 방지하는 항산화작용이 있어 면역력에 아주

효과적이다.

식이섬유는 변비에 도움이 되며 장의 활동을 촉진한다. 유해한 균을 제거하며 유익한 균을 증식시켜 발암물질의 생성을 억제한다. 또한 발암물질이 장 점막에 흡착되는 것을 방지하고 체외로 배출하는 작용도 있다. 대장암 예방에 효과가 있으며 비만에 도움이 된다.

➡ 면역력을 높이기 위한 섭취법 : 1일 적당량은 3큰술 정도이다. 귀리로 된 식빵을 구입해서 섭취하면 도움이 된다. 다른 방법으로는 집에서 빵을 구울 때, 반죽에 섞어서 섭취하는 것이 좋다.

5. 참깨

비타민E, 세서미놀, 셀레늄, 안토시아닌, 식이섬유, 세테롤, 피틴산 등이 함유되어 있다.

비타민E는 항산화작용력을 높여주며 세서미놀은 강력한 항산화작용을 하여 면역력을 높인다. 또한 초조함이나 스트레스를 해소해준다. 셀레늄은 항산화에 필요한 효소의 작용을 도와주는 미량 미네랄이다. 또 검정참깨에 들어 있는 안토시아닌은 면역력을 증강시켜 주는 색소성분이다. 세서민은 간장의 작용을 도와주며 알코올 분해를 촉진하여 해독작용을 높여준다. 특히 참깨는 알코올 분해 과정에서 발생하는 독소인 아세트알데히드의 독성을 상실시키는 효과가 있다.

➡ 면역력을 높이기 위한 섭취법 ; 1일 적당량은 약 10g으로 밥숟가락으로 한 스푼 정도이다. 섭취할 때 주의사항은 생것으로 섭취하면 깨의 표면에 셀룰로스라는 물질이 있어 소화가 되지 않고 배출될 수 있다. 소화흡수를 용이하게 하려면 섭취하기 직전에 볶아서 빻아먹는 것이 좋다.

채소류
신선초, 부추, 양배추, 순무, 락교, 피망

채소류의 미네랄과 비타민, 식이섬유가 좋다는 것은 건강에 대한 상식이다.

그러나 막연하게 좋다는 것을 아는 것과 구체적으로 성분과 효과를 아는 것은 다르다.

이러한 점에서 세계적으로 공인받은 시금치나 마늘, 토마토 같은 채소류는 효능이 이미 많이 알려져 있다. 하지만 신선초나 부추, 양배추, 순무, 락교, 피망은 비교적 좋다는 것만 알려져 있는 정도이다. 특히 신선초나 순무, 락교 같은 종류는 다른 채소류에 비해 생소하게 느껴지는 점이 있다. 그래서 이들 채소류를 알아보고 일상적으로 섭취를 한다면 장을 편안하게 하며 면역력을 높이는 효과를 맛볼 수 있다.

1. 신선초

쿠마린, 클로로필, 칼콘, 식이섬유, 비타민B2, 비타민C 등이 함유되어 있다.

쿠마린은 혈액응고 방지작용이 있다. 혈전성, 정맥염, 색전증 등에 좋다. 혈액속의 암세포가 혈관 벽에 정착하여 성장하는 것을 막아준다. 칼콘과 쿠마린이 폐암촉진 물질의 활성을 억제하는 작용이 있다. 식이섬유도 풍부해서 장의 연동운동을 도와주며 장청소를 하는 작용력이 있다. 이 밖에도 비타민과 게르마늄, 신진대사를 촉진하는 루테올린 등이 풍부하게 함유되어 있어 면역력을 높여주는 효과가 있다.

➡ 면역력을 높이기 위한 섭취법 : 1일 적당량은 50g 정도면 충분하다. 한꺼번에 많이 먹는 것보다 매일 꾸준히 먹는 것이 더 중요하다. 효과를 내기 위해서는 너무 삶지 않도록 하는 것이 좋다. 칼콘과 쿠마린은 가열해도 손상이 없으므로 국거리로 이용하는 것도 좋다.

2. 부추

유황 화합물, 비타민E, 셀레늄, 식이섬유 등이 함유되어 있다.

부추의 독특한 향기는 마늘이나 양파에 들어 있는 유화 아릴 등의 유황 화합물이 있음을 나타낸다. 유황 화합물은 활성산소에 의한 세포의 산화를 방지하는 항산화작용이 있다. 또한 독성물질이나 발암물질의 독성을 제거하는 해독효소를 활성화시키는 작용이 있다.

이러한 작용력은 복합적으로 작용하여 세포의 면역력을 강화시켜 준다. 또 셀레늄은 과잉으로 생산된 활성산소의 독을 제거하는 효소를 구성한다. 이 효소는 비타민E의 조력자로 작용하여 유해한 활성산소를 제거하며 면역력을 높여준다. 부추의 식이섬유는 변비해소에 효과적이다. 또한 부추는 따뜻한 성질이 있어 냉증이나 감기의 찬기운을 몰아내는 작용력이 탁월하게 있다.

➡ 면역력을 높이기 위한 섭취법 : 1일 적당량은 약 70g 정도면 충분하다. 가열하면 수분이 사라져 부피가 줄어들기 때문에 그 정도의 양이면 별 무리를 하지 않고도 섭취할 수 있다. 기름과 함께 살짝 데치면 흡수율이 훨씬 더 좋아진다.

3. 양배추

비타민A, C, E, K, U, 스테롤, 인돌, 콜로로필, 셀레늄 등이 함유되어 있다.

비타민K는 혈액을 응고시키는 작용을 하고 비타민U는 항 궤양의 작용을 한다. 이 두 비타민은 점막의 강화와 재생을 도와주며 자연치유력을 높여준다. 위염, 위궤양 환자들의 치료식으로 알려져 있다. 또 식이섬유가 많아 변비를 없애주고 산성체질을 중화하는 효과가 있다. 특히 클로로필은 유전자 손상을 억제하고 셀레늄은 활성산소를 억제하여 면역력을 강화한다. 스테롤, 인돌, 루테인 역시 면역력을 높이는 효과가 뛰어나다. 특이한 효과는 세균과 바이러스를 소멸하는 작용이다. 루마니아 과학자들은 양배추가 면역체계의 기능에 영향을 미친다는 것을 발견했다. 마침내 그들은 1986년에 양배추가 동물의 세포 면역기능을 높인다고 발표했다.

➡ 면역력을 높이기 위한 섭취법 : 1일 적당량은 90g이다. 많은 양이어서 즙으로 만들어 마시는 것이 좋다. 양배추는 삶게 되면 무기질, 단백질, 당질 등이 많이 소실된다. 오래 삶을 경우엔 미네랄과 단백질은 절반으로 줄어들고 당질은 2/3정도가 사라진다. 또한 양배추를 끓이면 유황성분이 변해 맛이 나빠진다. 따라서 양배추는 생식으로 섭취하는 것이 가장 좋다.

4. 순무

유황 화합물(아이소타이오사이안산염), 칼슘, 인돌, 비타민C, β-카로틴 등이 함유되어 있다.

순무의 매운 맛을 내는 성분인 아이소타이오사이안산염은 면역력을 높여주며 발암물질을 억제하는 작용이 있다. 특히 식도, 간, 대장 등의 암 예방에 탁월한 효과가 있는 것으로 알려져 있다. 칼슘성분이 많이 함유되어 면역력을 높여주며 인돌의 성분도 다량 함유되어 발암물질의 독성제거에 효과가 있다. 잎에 있는 β-카로틴은 항산화 작용이 있으며 비타민C가 풍부하게 함유되어 있어 항암작용이 있고 면역력을 높여준다. 순무의 뿌리에는 무와 유사하게 당질의 소화효소인 아밀라아제, 디아스타아제가 함유되어 있다. 위가 약하거나 속이 자주 쓰린 증세에는 효과가 좋다.

➡ 면역력을 높이기 위한 섭취법 : 국이나 찌개를 끓여서 꾸준히 섭취하는 것이 효과적이다. 뿌리와 잎을 함께 먹는 것이 좋다. 주의할 점은 비타민C는 열에 약하므로 너무 오래 끓이지 않아야 한다. 순무의 잎은 칼슘, 철분, 칼륨 등의 미네랄 함양이 풍부하므로 버리지 말고 끓여서 섭취하는 것이 좋다.

5. 락교

유황 화합물, 플라보노이드, 스테롤. 식이섬유, 비타민B1, 비타민B2 등이 함유되어 있다.

당질이 많고 비타민, 미네랄은 적다. 부추나 파, 마늘 등과 마찬가지로 파 종류에 속하며 냄새의 원인이 되는 유화 아릴이 비타민B1의 흡수를 좋게 한다. 스테미너 효과가 좋고 협심증이나 심근경색에 효과가 있다. 매일 몇 개씩 락교를 먹기만 해도 발작이 예방된다.

락교(백합과)는 항암성분으로 유황 화합물과 스테롤, 플라보노이드를 함유하여 면역력의 강화에 매우 효과적이다. 한 연구에 의하면 락교의 추출액에는 마늘의 추출액보다 더욱 강력한 항암작용이 있다고 한다.

여러 가지 요인이 있겠지만, 락교를 먹는 일본인들이 마늘을 좋아하는 한국인보다 훨씬 장수하는 이유 중의 하나가 아닐까 추정한다.

➡ 면역력을 높이기 위한 섭취법 : 1일 적당량은 2~3개가 적당하다. 한꺼번에 많이 섭취한다고 좋은 것이 아니다. 매일 꾸준하게 2~3개씩 먹는 습관을 들이는 것이 좋다. 마늘의 지독한 향취가 싫은 사람은 락교로 반찬을 해서 섭취하는 것이 좋다. 락교는 초절임이 가장 수월하면서도 간편하다. 식초에는 피로회복의 효과가 있으면서 과산화지질을 억제하는 작용도 있어 락교와 음식궁합이 잘 맞다.

6. 피망

캡산틴, 비타민C, 비타민E, 터핀, 클로로필, β-카로틴, 식이섬유 등이 함유되어 있다.

붉은 피망에 있는 붉은색 카로틴인 캡산틴은 항상화 작용이 강해서 면역력을 높여 암 억제에 도움이 된다. 또한 피망에 함유된 비타민 C는 오렌지에 함유된 양의 세 배를 상회한다. 비타민C는 인체의 면역력을 높여준다. 빨간 피망의 비타민C 함유량은 파란 피망의 두 배이며 오렌지색 피망은 파란 피망의 3배 가까이 함유되어 있다. 특히 비타민 E는 다른 채소보다 훨씬 많이 함유되어 있다. 터핀과 클로포필은 암발생을 억제하며 면역력을 높이는 효과가 있다. 카로틴을 대표하는 β-카로틴은 오렌지색이나 적색피망이 많이 함유되어 있다.

특히 오렌지색 피망에는 파랑피망의 20배에 가까운 양이 함유되어 있다. 피망에 풍부하게 함유되어 있는 β-카로틴 과 비타민C는 강력한 발암억제 효과가 있는 항산화물질로서 면역력을 높이는 효과가 탁월하다.

➡ 면역력을 높이기 위한 섭취법 : 1일 적당량은 1~2개 정도가 적당하다. 이왕이면 칼라피망이 효과가 좋다. 비타민C와 β-카로틴 함량이 가장 높은 오렌지색 피망은 1/6개면 암 예방에 필요한 1일 비타민C 섭취량을 채울 수 있다. 피망은 원액추출기로 즙을 만들어 마시거나 샐러드를 만들어 섭취하는 것이 좋다.

과일류
사과, 딸기, 키위, 레몬, 멜론

과일이 좋다는 사실은 누구나 알지만, 면역효과에 관하여 아는 사람은 드물다.

과일 속에는 비타민을 비롯하여 각종 면역력을 높이는 성분이 많이 함유되어 있다.

맛있는 과일을 섭취하는 것은 즐거운 일이며 건강에도 좋다. 하지만 구체적인 성분을 알고 매일 적정량을 섭취하면 훨씬 경제적이며 면역성을 높이는데 효과를 볼 수 있다. 과일을 좋아하는 분들은 식후에 과일바구니를 비울 정도로 많이 섭취를 한다. 그러나 그렇게 지나친 섭취는 좋지 않다. 운동을 하지 않고 과일을 많이 섭취하게 되면 몸이 차게 되기 때문이다. 다른 음식들과 마찬가지로 과일도 면역식단에 맞춰 적절하게 섭취하는 것이 좋다.

1. 사과

유기산, 펙틴, 페놀산, 플라보노이드, 식이섬유, 칼륨 등이 함유되어 있다.

유기산은 몸속에 쌓인 피로물질을 제거하고 펙틴은 위액의 점도를 높이며 악성 콜레스테롤을 배출시켜 급격한 혈압상승을 억제한다. 페놀산은 불안한 유해산소를 무력화시켜 뇌졸중을 예방 한다. 플라보노이드는 항산화작용을 하며 폐암을 억제한다. 식이섬유는 혈관에 쌓이는 유해 콜레스테롤을 몸 밖으로 내보내고 유익한 콜레스테롤을 증가시켜 동맥경화를 예방해준다. 또한 식이섬유는 소화를 돕고 변비를 해소하며 유해물질을 빠르게 배출한다. 칼륨은 몸속의 염분을 배출시켜 주고 고혈압을 예방해준다.

➡ 면역력을 높이기 위한 섭취법 : 1일 적당량은 하루 한 개가 적당하다. 그것만으로 면역력을 높일 수 있기 때문에 사과당근주스를 만들어 마시는 것이 가장 효과적이다. 맛도 있으며 면역력 강화에 최고로 좋다.

2. 딸기

비타민C, 안토시아닌, 펙틴, 카테킨, β-카로틴, 비타민E 등이 함유되어 있다.

딸기에 많은 비타민C는 여러 가지 호르몬을 조정하는 부신피질의 기능을 활발하게 하여 체력증진의 효과가 있다. 딸기는 과일 중 비타민C의 함량이 가장 높다. 100g당 80mg으로 귤보다 1.5배나 되며 사과보다는 10배가 많다. 딸기의 적자색은 안토시아닌이라는 색소성분으로 항암성분이 있는 로돕신의 재합성을 도와주는 작용으로 시력회복에도 효과가 있다.

녹차에 함유되어 있는 카테킨이 있어 항산화작용을 하며 면역력을 높여준다.

➡ 면역력을 높이기 위한 섭취법 : 1일 적당량은 5~6알이면 하루 필요한 비타민C를 모두 섭취할 수 있다. 딸기에 설탕을 뿌려서 먹는 것은 좋지 않다. 체내에서 신진대사하기 위해 딸기가 가지고 있는 비타민B가 손실되기 때문에 그냥 먹는 것이 좋다. 딸기를 맛있게 먹는 방법은 우유나 크림을 곁들이는 것이 효과적이다. 딸기에 풍부한 구연산이 우유의 칼슘 흡수를 돕고 비타민C는 철분의 흡수를 도와 영양흡수 면에서 최고이다. 영국에서 크림을 얹은 딸기는 행복한 결혼의 상징으로 비유될 정도로 좋은 궁합이다. 딸기와 우유를 이용한 요리도 다양해 딸기 쉐이크, 요플레, 셔벗, 아이스크림, 케익 등이 있다. 펙틴 성분이 풍부해 흔할 때 설탕을 딸기무게의 70% 정도 첨가하여 잼을 만들어두면 일년 내내 먹을 수 있다.

3. 키위

폴리페놀, β-카로틴, 비타민C, 비타민E, 식이섬유 등이 함유되어 있다.

폴리페놀 성분인 퀘르세틴은 활성산소에 의해 일어나는 간극결합 세포 간 신호전달 저해를 예방하고 억제한다. 간극결합 세포간 신호전달은 암을 포함한 다수의 인체 질병과 밀접한 관계가 있다. 과산화수소와 같은 활성산소는 이 같은 신호전달을 저해하여 세포이상이나 암 발생을 유발한다. 키위의 퀘르세틴은 면역력을 높여 암 예방의 효과가 있다.

β-카로틴, 비타민C, 비타민E는 항산화 비타민으로 활성산소로부터 유전자와 세포를 보호한다. 식이섬유는 과일 중에 가장 많이 함유되어 있어 발암물질을 흡착해서 배출하거나 유해균의 증식을 억제하는 효과가 있다.

➡ 면역력을 높이기 위한 섭취법 : 1일 적당량은 1개만 섭취해도 충분하다. 변비가 심하면 아침마다 규칙적으로 섭취하면 효과를 볼 수 있다. 주의할 점은 완숙되지 않는 키위는 시원한 음지의 베란다에 두고 2~3일간 숙성하여 섭취하는 것이 맛이 좋고 영양 면에서도 좋다.

4. 레몬

유기산, 비타민C, 인, 칼슘, 구연산, 식이섬유 등이 함유되어 있다.

유기산 함량은 5~8%로 특히 양질의 구연산이 많이 함유되어 있다. 귤과 비교할 때 영양성분은 비슷하지만 지방, 식이섬유, 칼슘, 비타민C가 레몬에 더 많이 들어 있다. 칼슘은 2배, 비타민C는 배 정도로 풍부하게 함유되어 있는 알칼리성 식품이다. 레몬의 비타민C는 체온이 내려가는 것을 막아주며 피부와 점막을 튼튼하게 한다. 또한 스트레스 해소와 피로회복, 피부미용에도 좋다. 특히 레몬즙은 최고의 천연 청소제로 작용한다. 껍질 채 깐 레몬즙을 따뜻한 물에 타서 마시면 간장, 담낭, 신장을 청소하고 신장이나 담낭에 축적된 칼슘을 녹이는 효과가 있다. 반대로 아침에 레몬즙을 찬물과 마시면 장운동을 자극해서 변비를 해소한다.

➡ 면역력을 높이기 위한 섭취법 : 1일 적당량은 1개 정도가 적당하다. 레몬은 생선을 구워먹을 때, 뿌리는 것이 좋다. 생선이 약간 탄 부위에 레몬즙이 뿌려지면 발암물질이 많이 감소한다. 생선을 구울 때, 레몬즙을 뿌려 먹으면 탄 부분의 발암물질도 감소시키고 면역력도 높이는 일석이조의 효과가 있다.

5. 바나나

TNF(종양괴사인자)활성물질, β-카로틴, 비타민C, E, 식이섬유 등이 함유되어 있다.

TNF(종양괴사인자)활성물질은 항암제와 같은 효과가 있어 암세포를 제거한다. β-카로틴, 비타민C, E는 항산화작용을 면역력을 강화시켜준다. 바나나는 헬스 전후에 즐겨섭취하는 과일로서 천연신경안정제의 효과가 있다. 운동 후 지친 몸과 마음을 달래주는 최고의 간

식이다. 우유와 마찬가지로 불면증 해소에도 효과가 있다. 심장박동 조절이나 신체이온 균형유지를 도와주기도 한다. 변비에 효과가 있는 펙틴이 장의 기능을 활발하게 한다. 식이섬유가 풍부해서 변비예방을 하는 효과가 있다. 특히 바나나에는 혈압을 떨어뜨리는 작용을 하는 칼륨도 풍부하게 함유되어 있다.

➡ 면역력을 높이기 위한 섭취법 : 1일 적당량은 1개면 충분하다. 바나나의 검은 반점은 숙성도를 나타낸다. 그래서 검은 반점이 많을수록 체내의 면역력을 강화하는 효과가 있다. 요리를 할 때는 너무 오래 가열하면 물러지기 쉬우므로 단시간에 조리한다. 아침식사 대용으로 간편한 에너지원이 된다. 바나나를 섭취한 후에 오렌지주스와 궁합이 잘 맞아서 마시면 효과가 있다.

어패류
가리비, 등 푸른 생선, 오징어먹물, 새우, 연어

어패류에는 각종 미네랄을 비롯하여 다양한 면역성분이 함유되어 있다.

등 푸른 생선에 많이 있는 DHA, EPA 같은 오메가3도 면역력을 강화하는 중요한 작용이 있다. 그러나 조개류와 생선류는 종류가 많기 때문에 효과적인 항암식품의 종류를 확실하게 아는 것은 선택에 도움이 된다. 이왕이면 면역력을 강화하는 조개류나 생선류를 섭취하는 것이 훨씬 낫다. 기름진 육류섭취로 인해 비만이나 각종 생활습관병에 걸린 사람들에겐 조개류나 생선류는 중요한 영양성분의 공급원이다. 기름진 육류에 비해 담백하며 불포화지방산을 비롯하여 미네랄 성분이 풍부한 생선류가 건강에는 더 도움이 된다.

1. 가리비

타우린, 글리코겐, 비타민 B12, 철분, 아연, 글리신, 호박산 등이 함유되어 있다.

일명 항암조개라고 불리는 가리비에는 단백질 함량은 높은 반면 지방질은 적게 들어있다.

조개류의 대표 물질인 타우린과 비타민B12가 풍부하게 함유되어 있다. 타우린은 아미노산으로 각종 생활습관병 예방에 효과가 있다. 교감신경의 작용을 억제하여 고혈압을 방지하는 작용이 있다. 특히 가리비는 철분과 아연의 함량이 높아서 천혜의 영양보고이다. 몸의 피로를 풀어주고 시력을 좋게 하며 각종 신경성 질환이나 성장 발달에 도움을 준다. 가리비에는 놀라운 항암효과도 있다. 가리비의 패주 부분에는 아미노산인 글리신과 유기산인 호박산이 들어 있다. 이 부위에서 추출한 성분을 암세포를 이식한 쥐의 종양 내에 주사한 결과 종양 저지율이 90% 정도로 매우 높게 나타났다는 보고가 있다. 타우린 성분이 인체에 주는 효능은 췌장 내분비선에 대한 작용, 간 보호 작용, 방사선피해방지작용, 피로 회복작용이 있다.

➡ **면역력을 높이기 위한 섭취법** : 가리비는 겨울에 많이 나고 제철이다. 하지만 최근엔 연중 출하되기 때문에 언제든 자유롭게 구할 수 있다. 섭취 방법은 국거리로 만들어 섭취하는 것이 좋다. 국물에는 글리코겐 유사물질 등의 면역력을 높이는 성분이 있어 효과적이다. 스파게티, 샐러드, 수프로

만들어 섭취하는 것도 좋다.

2. 등 푸른 생선 – 참치, 방어, 고등어, 삼치, 꽁치, 청어, 정어리 등

DHA, EPA, 불포화지방산, 칼슘, 비타민A, B, E, 등이 함유되어 있다.

등 푸른 생선은 등이 푸른 생선을 뜻한다. 푸른색을 띠는 껍질 쪽에 붙은 살에 영양소가 풍부하다 DHA, EPA는 뇌의 형성을 돕는 오메가3지방산이 많이 함유되어 있다. 이 성분을 섭취하면 노인성 치매가 개선되고 뇌기능이 좋아진다. DHA는 발암에 관여하는 효소의 합성을 막아주며 하루 1g 섭취를 하면 암예방에 탁월한 효과가 있고 면역력을 높여준다.

또한 불포화지방산은 콜레스테롤 수치를 낮춰주며 심장질환, 동맥경화, 고혈압 등 생활습관병을 예방한다. 칼슘은 나트륨을 체외로 배출해 혈압을 낮춘다. 비타민A가 풍부해서 야맹증과 감기예방에 좋고 비타민B가 풍부하여 각기병에 좋고 입안이 헐고 염증이 생긴데 좋다.

비타민E가 풍부하여 항산화작용을 하여 노화방지 및 피부미용에 좋으며 면역력을 높인다.

➡ 면역력을 높이기 위한 섭취법 : 1일 적당량은 한 끼는 생선요리를 하는 것이 좋다. 생선은 신선한 회를 즐기는 것이 가장 좋으며, 굽거나 조리를

하면 영양의 손실이 있다. 생선회, 구이, 조림 등의 다양한 방법으로 섭취하는 것이 좋다.

3. 오징어먹물

뮤코다당류, 핵산, 타우린 등을 함유하고 있다.

뮤코다당류 등의 세포를 활성화하는 물질이 함유되어 있어 암을 예방하는 효능이 있다. 뮤코다당류는 암세포에 직접 작용하지는 않는다. 생체가 원래 갖고 있는 이물질로부터 몸을 지키려는 작용을 강화하여 간접적으로 암 억제효과를 나타낸다. 핵산성분은 몸 세포의 활동을 활성화시켜주며 노화방지에 도움이 된다. 또한 타우린은 콜레스테롤을 낮추어주는 효과가 있고 동맥경화예방 및 고혈압에 좋다. 오징어 먹물은 간기능을 향상시키는 효능이 있고 알코올로 인한 장애에 좋다. 또한 오징어먹물은 위액분비를 촉진하며 가슴의 울렁거림이나 통증을 완화시킨다. 또 부인의 자궁출혈에도 효과가 있다.

➡ 면역력을 높이기 위한 섭취법 : 오징어먹물이 들어간 요리를 정기적으로 섭취하는 것이 효과적이다. 이탈리아인들은 오징어먹물 스파게티를 해서 섭취한다. 그들은 갑오징어 먹물이 정력증강과 간장보호에 좋고 특히 여성건강에 좋다고 하며 즐긴다. 오징어먹물 요리는 스파게티로 하는 것이 가장 무난하다. 숙취 후에 입맛이 없고 소화가 잘 되지 않을 때는 죽을 쑤어 먹으면 해장이 잘되며 효과가 있다.

4. 새우

아스타크산틴, 키토산, 글리신, 타우린, 비타민A, 아연 등이 함유되어 있다.

연어나 게, 새우 등의 몸에서 나타나는 붉은색 색소가 아스타크산틴이다. 붉은색이 진할수록 그 성분이 많이 함유되어 있다. 항암효과가 있고 면역력을 높이는 작용을 한다. 새우는 몸에 해로운 독을 풀어주는 작용을 한다. 위궤양, 동상, 종기, 옴 등에 걸렸거나 체했을 때 섭취하면 체기를 내린다. 또한 자주 섭취하면 저혈압과 빈혈을 치유할 수 있고 히스테리가 없어지는 효과가 있다. 새우는 키토산을 가장 많이 함유하는 저칼로리 고단백으로 양질의 단백질과 칼슘, 미네랄, 비타민B 복합체 등이 풍부하다.

새우의 단백질에는 필수아미노산이 많다. 글리신이라는 아미노산과 베타인이 함유되어 있어 고유의 풍미를 낸다. 또한 칼슘의 함유량이 멸치보다 많아 골다공증과 골연화증을 예방해준다. 타우린은 혈중 콜레스테롤 수치를 떨어뜨리며 간의 해독작용과 알코올의 장애개선효과가 있다. 체내 불순물 제거를 하며 고혈압, 심장병, 당뇨병 등의 각종 생활습관병이나 부인병 예방의 효과가 있다. 풍부한 비타민은 어린이성장발육 및 미용효과가 있고 아연 부족으로 인한 미각장애 예방효과가 있다.

➡ 면역력을 높이기 위한 섭취법 : 새우는 통째로 씹어서 섭취하는 것이

좋다. 새우에 함유된 아스타크산틴은 열에 강하고 물에도 잘 녹지 않는 성질이 있어 조리를 해서 섭취해도 좋다. 입맛이 없을 때, 새우를 섭취하면 미각을 되살려준다.

5. 연어

아스타크산틴, DHA, EPA, 비타민A, 비타민E 등이 함유되어 있다. 연어의 붉은색 색조의 성분인 아스타크산틴은 베타카로틴보다 항암효과가 탁월하다. 오메가3 지방산과 DHA, EPA, 비타민E가 다량으로 함유된 연어는 두뇌와 피부에 좋으며 면역력을 높여준다. 풍부한 비타민A는 기관지나 코의 점막을 튼튼하게 하여 감기바이러스의 침범을 막아준다. 연어의 오메가3는 혈액찌꺼기를 녹여 체외로 배출시켜 동맥경화나 심장질환에 효과적이다. 또한 관절염에 효과가 있고 류머티즘과 노인성 치매를 예방해준다.

비타민A는 깻잎, 파프리카 등 베타카로틴이 풍부한 식품과 함께 섭취하면 항산화 효과와 베타카로틴의 흡수율을 높일 수 있다.

➡ 면역력을 높이기 위한 섭취법 : 연어는 첨연어, 은연어, 홍연어 등 여러 종류가 있다. 그 중에서 홍연어에 아스타크산틴이 많이 함유되어 있다. 연어를 장기간 섭취하면 지친 피부세포를 치료한다. 보습효과가 뛰어나며 건조한 피부를 촉촉한 아기피부처럼 만들어주는 효과가 있다.

버섯류
표고버섯, 송이버섯, 팽이버섯, 말굽버섯

우리나라 식자재 중에서 버섯은 특이한 맛과 향기, 면역력을 지니고 있다.

그러나 전국 각지의 버섯 약 618종, 식용 버섯 250중에서 무엇을 선택해야 할지가 쉽지가 않다. 특히 버섯은 독버섯과 식용버섯으로 나뉘지기 때문에 야생에서 버섯을 발견하면 쉽게 손을 대지 못하는 위험성도 있다.

버섯의 왕이라 일컬어지는 송이버섯 같은 것은 누구나 알지만 그 밖의 종류에 대해선 알기가 어렵다. 버섯에 대해 뛰어난 항암효과가 있고 면역력을 높이는 성분에 대해 알아보는 것이 좋다. 송이버섯이 좋은 것은 알지만 고가인 점에 비해 쉽게 구해서 섭취하기 어려운 점이 있다. 그러나 표고버섯이나 팽이버섯 같은 것은 저렴하면서도 효과가 매우 좋다.

따라서 버섯의 성분과 면역효과를 제대로 알고 면역력을 높이는 것이 큰 도움이 된다.

1. 표고버섯

다당체, 레시틴, 레티닌, 비타민D, 식이섬유 등이 함유되어 있다.

표고버섯의 다당체는 말 그대로 당의 분자가 수십 개 이상 연결된 것을 뜻한다. 표고버섯의 다당체는 항암효과를 내는 렌티난이란 성분을 많이 포함하고 있다. 렌티난은 항암작용과 암세포 증식을 억제하는 효과가 뛰어나다. 또한 혈액순환개선으로 체내조직에 산소와 영양공급을 원활하게 해주어 기능을 강화하는 효과가 있다. 레시틴은 혈관의 혈액 흐름을 막는 콜레스테롤을 제거하는 효능이 있다. 혈관을 깨끗하게 청소해서 혈압의 증가를 막아주며 혈액의 생성을 원활하게 하는 효과가 있다. 표고버섯은 칼로리가 낮아서 다이어트에 좋다. 천연조미료로 각종음식에 사용할 수 있고 조리를 하면 고기와 같은 질감이 나서 인기가 좋다.

햇볕에 말리는 과정에서 생성되는 비타민D는 생 표고버섯보단 말린버섯에 많이 함유되어 있다. 그것은 칼슘의 흡수를 도와주는 중요한 영양소이다. 뼈가 약한 성장기의 아이들이 꾸준히 섭취하면 좋고 칼슘의 섭취를 돕기 때문에 골다공증에도 효과가 있다. 멸치같이 칼슘이 많이 함유된 음식과 같이 먹으면 최고의 효과가 있다. 표고버섯의 식이섬유는 장내의 발암물질을 배출해주는 기능을 한다. 대장암등을 예방하는 한편 장 운동성을 촉진시켜 변비 및 만성 장염 등에도 효과가 있다.

➡ 면역력을 높이기 위한 섭취법 : 1일 적당량은 2~3장이 적당하다. 면역기능을 강화하려면 꾸준히 섭취하는 것이 필요하다. 국을 끓여 마시거나 요리의 재료로 사용하는 것이 좋다. 주의할 사항은 표고버섯은 열량이 낮아 비만과 당뇨병을 예방해준다. 하지만 혈중 요산치가 높아 통풍기가 있는 사람은 과다 섭취하지 않도록 주의하는 것이 좋으며 특히 항암효능이 있어서 암을 억제한다.

2. 송이버섯

항종양단백질(MAP), 다당류, 식이섬유, 단백질 등이 함유되어 있다.

현재까지 알려진 버섯 중에서 항암효과가 가장 뛰어난 버섯이다. 항종양단백질(MAP)은 암세포만을 선택해서 집중적으로 공격하는 특성이 있다. 또한 이 성분은 강력한 항종양의 효과를 나타낸다. 다당류는 사람의 마음을 안정시키고 염증을 치유하여 종양의 활동을 억제시킨다. 송이버섯에 들어있는 콜레스테롤은 담즙산에 달라붙어 함께 배설시키기 때문에 피 속의 콜레스테롤 수치를 떨어뜨린다. 동맥경화 심장병, 당뇨병, 고지혈증 등을 예방하는 효과가 있다. 송이버섯의 단백질과 비타민은 편도선, 유선염(유방에 멍울과 염증이 생기는 것) 등에 효과가 있다. 식이섬유는 위와 장의 기능을 돕고 식욕을 증진시키고, 설사를 멎게 하는 효과가 있다.

➡ 면역력을 높이기 위한 섭취법 : 송이버섯은 모든 음식과 궁합이 다 잘 맞다. 특히 삼겹살과 송이버섯을 같은 양으로 먹으면 콜레스테롤의 축적을 막을 수 있다. 삼겹살 구울 때 송이버섯 함께 구워서 같은 비율로 섭취를 하면 콜레스테롤 수치가 증가하지 않는다는 것은 실험결과로 나타났다.

3 팽이버섯

다당체의 EA3와 당단백 EA3, 비타민A, 칼륨, 인, 나이아신, 식이섬유 등이 함유되어 있다.

항암작용을 하는 다당의 EA3와 당단백 EA3가 함유되어 있어 암 예방에 좋다. 또한 성인병의 원인인 동맥내벽의 콜레스테롤 수치를 낮춰 혈액순환을 원활하게 한다. 팽이버섯은 피로회복의 비타민이라는 비타민B1이 야채보다 4배 많기 때문에 피로회복과 스트레스 해소의 효과가 있다. 당분, 지방, 알코올의 섭취나 스트레스가 많은 현대인은 비타민B1의 공급이 필요하다. 식이섬유가 많아 다이어트에 좋고 9가지 필수아미노산을 함유하여 어린이 성장에 효과적이다. 팽이버섯의 가장 특별한 효과는 암 제어와 예방을 한다는 점이다.

팽이버섯의 암 사망률을 감소시키는 효과는 역학조사 결과 밝혀졌다. 팽이버섯 재배 농가를 포함한 일본 나가노현 전체의 암에 의한 사망은 인구 10만 명 당 160이었다. 그런데 재배농가의 가족은 97인으로 현 전체의 평균에 비하여 40%나 낮았다. 재배농가의 사망자 수가 적은 원인으로 들 수 있는 것은 팽이버섯을 자주 먹고 있는 것으로 추정되었다.

팽이버섯을 1주일에 1~2회 먹고 있는 가정이 거의 먹지 않는 가정보다 암이 생길 위험이 낮았다. 특히 위암, 식도암, 췌장암 발생에서 거의 먹지 않는 가정에 비하여 반 이하로 낮게 나타났다. 그로 미루어볼 때 팽이버섯은 면역력을 높이는 효과가 탁월하다.

➡ 면역력을 높이기 위한 섭취법 : 1일 적당량은 10g 정도가 적합하다. 국물과 함께 섭취하는 것이 효과적이며 국물을 남김 없이 마시는 것이 좋다. 쉽게 할 수 있는 요리는 달걀찜에 팽이버섯 10g을 넣어 만들어 섭취하는 것으로, 매우 효과가 있다.

4. 말굽버섯

다당체, 베타글루칸, 단백질, 지방질, 식이섬유 등이 함유되어 있다. 다당체는 고형암에 대한 항암효과가 있고 항암제에 의한 부작용을 경감시키며 치유효과를 높인다. 혈액의 혈전현상을 2~3배 연장함으로써 치매의 예방 및 치료효과가 있다.

말굽버섯의 열탕 추출물은 유해 활성산소의 항산화에 효과적으로 작용한다. 암, 당뇨, 심장질환, 신장염, 위염, 간염 등의 원인인 유해산소의 항산화 작용에 매우 좋은 효과가 있다.

베타글루칸을 다량 함유하여 혈액의 당수치와 콜레스테롤 수치를 감소시키고 면역력을 강화하여 생활습관병을 예방한다. 또한 암, 당뇨 등 이미 발생한 질병도 활성산소 제거를 통한 면역력 강화로 자연치유하는 효과가 있다. 미국의 저명한 버섯연구학자의 연구에 의하면 말굽버섯은 새로운 항바이러스성 물질로 대장균을 완벽하게 억제했다. 또 균사체 침입의 진행과정에서 세균성장을 중지시켰다. 그리고 균사체 침입과 진행에 있어서 세균성장을 중지시키는 항생작용을 했다. 말굽버섯은 상황버섯에 비교하여 항암, 항염증에 있어 월등히 높게 나타난다. 게르마늄이 인삼, 영지, 상황버섯과 비교한 결과 인삼의 약 7배가량 높게 나타났고 다른 버섯류보다 높게 평가되었다.

➡ 면역력을 높이기 위한 섭취법 : 1일 적당량은 10g 정도면 충분하다. 민간요법으로는 식도암, 위암, 자궁암에는 말굽버섯 13~16g, 1일 2회 복용한다. 고대 그리스의 의학자 히포크라테스는 상처에 뜸을 뜨는 데 이 버섯을 사용했으며 지혈, 염증 치료에도 이용했다는 기록이 있다.

항암식품에 있어서 버섯에 관해서는 개인별 취향이 많이 다르게 나타난다.

식용버섯보다 독버섯이 2배 이상 많고 위험성이 있기 때문인지, 의외로 버섯류를 기피하는 사람들이 있다. 그럴 수 밖에 없는 이유는 음식류 중에서 자연산을 산에서 발견하고도 쉽사리 섭취하기가 꺼려지는 대표적인 식품이기 때문이다. 그래서 심리적으로 의심이 많은 사람은 버섯자체에 대한 거부감을 가지기도 한다. 그러나 지금은 시장에서 확실하게 식별이 된 자연산이나 양식을 판매하므로 안심하고 섭취를 해도 무방하다. 만약 버섯에 대해 기피음식으로 생각하시는 분이 있다면, 생각을 바꾸어야 한다. 식용버섯은 맛과 영양이 풍부할 뿐만 아니라 독특한 항암성분을 함유하고 있기 때문에 자주 섭취하는 것이 바람직하다.

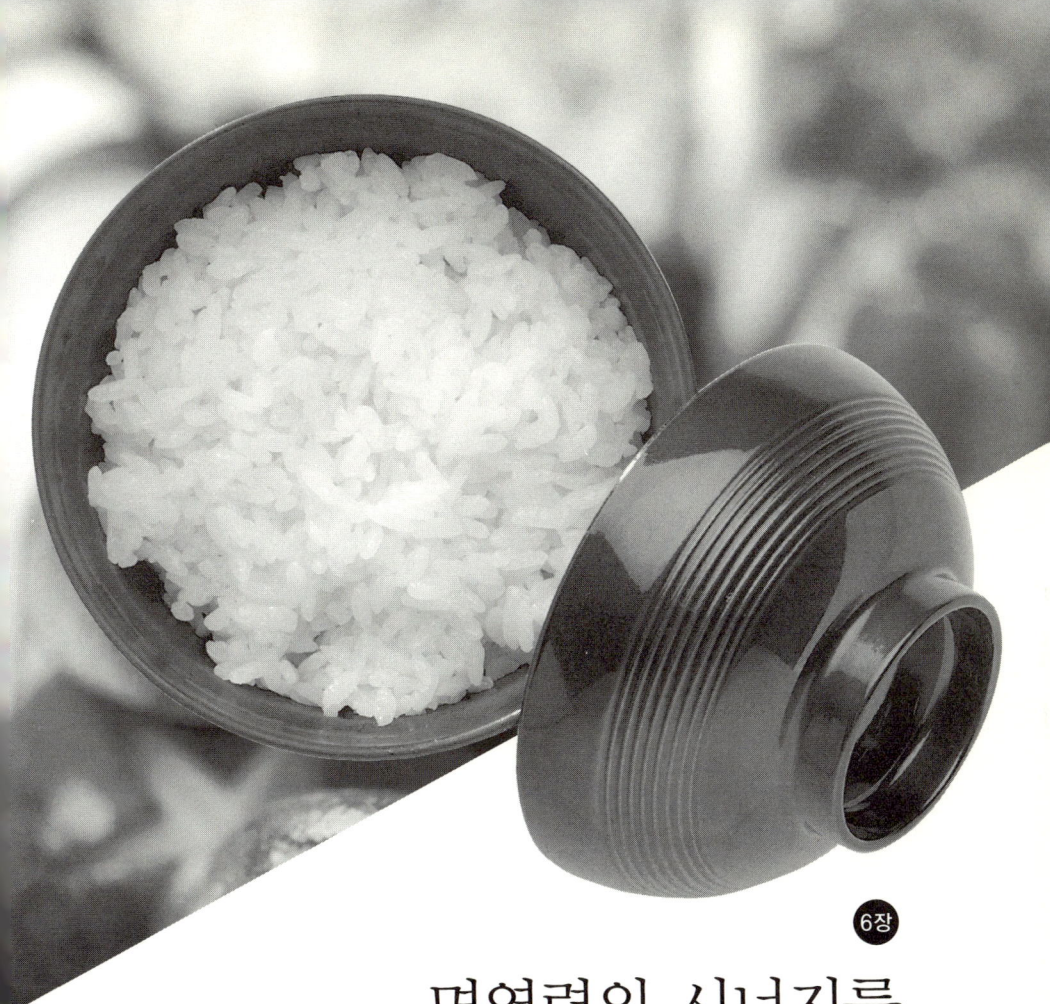

6장

면역력의 시너지를 높이는 자연요법

밝고 활달하며 스트레스를 잘 조절하고
건강관리를 한다면 건강한 삶을 사는 것은 당연하다.
현재의 몸과 마음이 어떤 상태인가는 일상생활을 어떻게 하는가에 달려 있다.
인간의 면역시스템은 기본적으로
쾌활, 쾌식, 쾌변, 쾌면, 쾌성에 따라 결정된다.

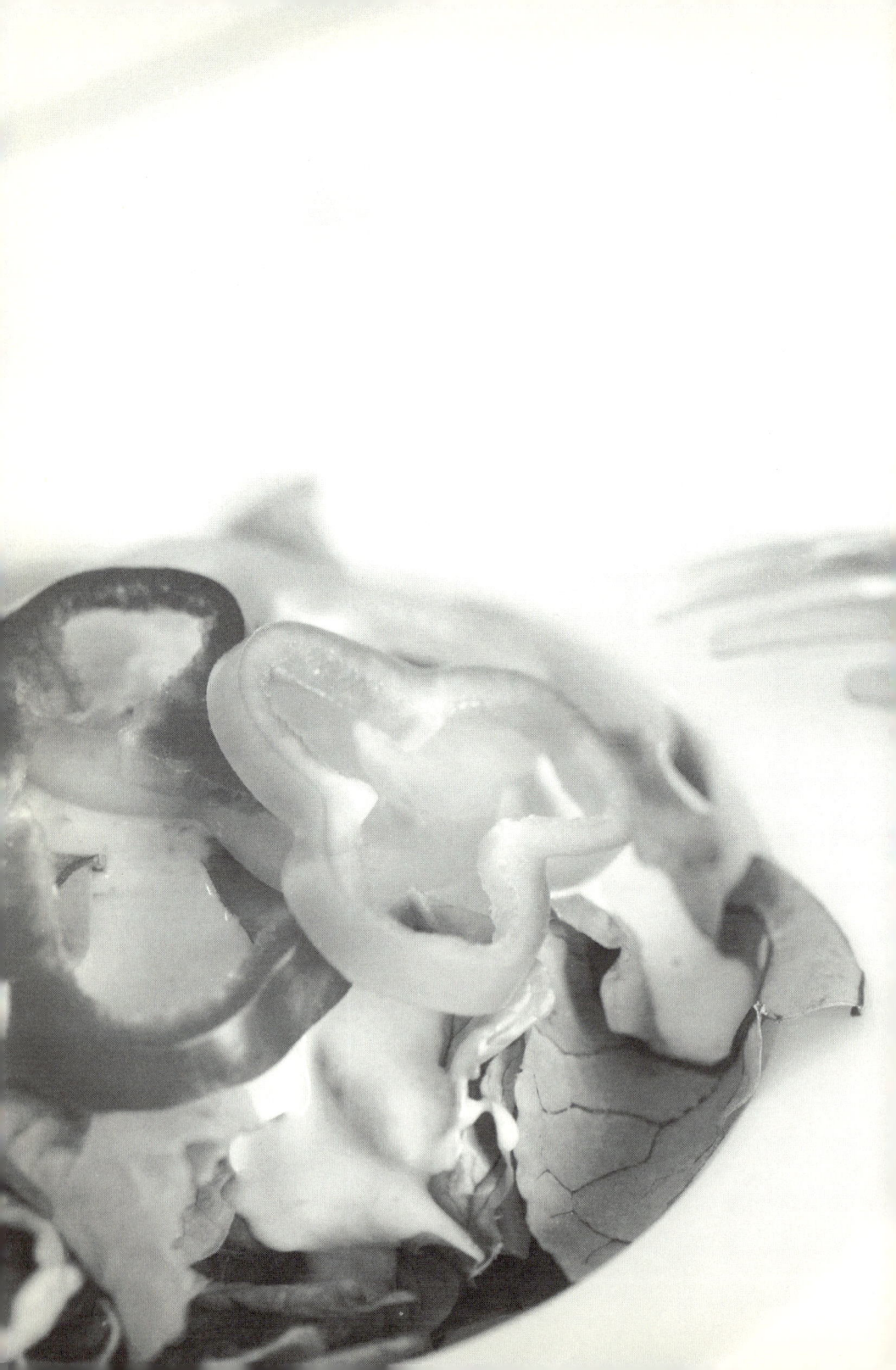

체온을 올려주는
면역식단

체온이 따뜻하면 면역력은 자연히 높아진다.

몸은 따뜻하면 에너지가 활성화되고 면역력이 높아진다. 반면에 몸이 차게 되면 에너지가 저하되고 자연히 면역력도 떨어진다. 그래서 예로부터 차가운 몸은 만병의 근원이라고 했다. 그런데 현대인은 스트레스와 유해 환경에 노출되면서 체온이 지난 50년 사이 약 1℃가량 떨어졌다고 한다. 면역력을 약화시키고 노화를 앞당기는 저체온증을 개선하는 것이 건강관리의 기본이 되고 있다.

저체온증의 문제는 단순히 체온이 떨어지는 것에 그치지 않는다. 저체온이 되어 횡경막 아래 배와 하체가 차게 되면 횡경막 위의 가슴과 머리는 상대적으로 뜨겁게 되기 때문이다. 그렇게 되면 체온불균형이 되어 교감신경과 부교감신경의 실조가 일어난다. 또한 상체는 상기증이 되고 하체는 냉증이 되어 면역력이 저하되어 각종 질병이 유발될 수 있다는 것이 문제가 된다.

저체온증과 이상적인 면역체온 37℃

1. 저체온증

'냉증'이라고 하는 저체온증은 여러 가지 증세로 나타난다. 우선 이유 없이 식은 땀을 많이 흘린다면 냉증일 가능성이 높다. 땀은 운동이나 노동을 했을 때 상승한 체열을 식히기 위해 나온다. 그런데 식사를 하거나 아주 조금만 움직여도 땀을 비 오듯 쏟는다면 몸이 저체온 이라는 것을 알리는 증세이다.

구체적인 증세는 다음과 같다.
- 두통, 현기증, 어깨결림, 손발 저림 증세가 나타난다.
- 불안과 초조감이 잘 일어나며 불면증이 있다.
- 깊은 잠을 잘 수 없고 자고 깨어나도 개운하지 않다.
- 혈액순환이 잘 되지 않으며 만성피로증후군이 있다.
- 면역력이 저하되어 감기에 자주 걸리며 무기력하다.
- 1일 평균 체온이 36.5℃ 미만이면 저체온증이다.

2. 이상적인 면역체온 37℃

37℃는 사람에게 가장 이상적인 체온이다. 면역력을 높여주고 영양분의 체내 흡수를 돕는 소화 효소가 가장 활발하게 작용하는 온도이다. 하지만 보통은 가벼운 감기에 걸려 체온을 측정했을 때 37℃이면 열이 난다고 판단한다. 그럴 때 해열제를 복용하는 것은 의미가 없다. 열이 나는 것은 면역력을 높여 바이러스에 대응하는 지극히 자연스런 반응이기 때문이다.

이상의 저체온증에서 벗어나서 면역체온 37℃를 유지하기 위해선 면역식단이 중요하다.

면역식단은 요리가 지나치게 차거나 뜨거운 것을 지양한다. 차거나 뜨겁지 않아야 하고 따뜻하게 중화되어야 면역력이 높아지며 중화된 식품을 선택하기 위해서는 칼라로 구분하는 것이 간단하고 쉽다.

간단한 구별법은 다음과 같다.

저체온증을 유발하는 식품과 면역체온을 유지시켜 주는 식품

1. 저체온증을 유발하는 식품
외형의 색채가 백색, 황색, 녹색은 몸을 차게 한다.

❶ 백색 : 흰 눈이나 얼음의 색채로 찬 성질을 지니고 있다. 수분이 거나 차가운 성질이 함유되어 있으며 차게 해서 먹어야 맛이 나기 때문에 몸을 차게 한다.

▶ 흰색식품 : 우유, 맥주, 화이트와인, 백설탕, 양배추, 육류의 지방, 아이스크림, 무, 백김치

❷ 황색 : 한약재에 황색은 대개 성질이 차다. 과일이나 곡류 중에서도 황색은 성질이 차며 찬 성질은 차게 해서 먹어야 맛이 나기 때문에 몸을 차게 한다.

▶ 황색식품 : 배, 참외, 바나나, 귤, 레몬, 망고, 유자, 멜론, 강황, 대두, 카레, 옥수수, 파인애플

❸ 녹색 : 태양의 열을 방어하기 위해 녹색은 차게 되는 성질이 있다. 한여름 신록의 잎들이 시들지 않고 버티는 이유는 수분을 많이 함유하고 성질이 차기 때문이다.

▶ 녹색식품 : 녹차, 잎채소, 청경채, 상추, 배춧잎, 산나물, 취나물, 참나물, 미나리, 생미역

‖ 저체온을 유발하는 식단

• 음식 : 요구르트, 파스타, 우무젤리, 베이글, 샌드위치, 와플, 빙수, 국수, 사과식초, 보리차, 채소즙, 제로 칼로리 음료, 셔벗, 커피, 아이스크림,

- 식재료 : 바나나, 망고, 오렌지, 돼지고기, 수박, 연근, 죽순, 오이, 파파야, 파인애플, 해초, 감귤, 더덕
- 조미료 : 정제염, 백설탕, 밀가루, 고춧가루, 기름을 뺀 드레싱
- 약제 : 소염진통제, 스테로이드제, 수면제, 항불안제, 혈압강하제

2. 면역체온을 유지시켜주는 식품

외형의 색채가 청색, 적색, 흑색은 몸을 따뜻하게 한다.

❶ 청색 : 푸름의 색채로 태양빛을 많이 받으므로 그 성질이 따뜻하다. 적당한 수분과 함께 열량을 지닌 것이 많고 자극성이 있는 특성이 있다.

▶ 청색식품 : 대파, 쪽파, 생고추, 완두콩, 마늘쫑, 무청, 감잎차, 부추, 양상추, 샐러리, 시금치.

❷ 적색 : 태양빛을 받은 색채로 그 성질이 따뜻하다. 붉은 빛이 많이 날수록 뜨거운 성질이 많은 것으로 중화시키는 것이 반드시 필요하다.

▶ 적색식품 : 고추, 고추장, 매실, 버찌, 건자두, 붉은살생선, 붉은 살코기, 홍합, 홍차, 새우, 게.

❸ 흑색 : 식품을 가열하면 검어지는 특성이 있는 것처럼 흑색은 태양열을 잘 흡수하므로 성질이 따뜻하다. 중화된 따뜻함이 있어 몸을 따뜻하게 하는 효과가 강하다.

➡ 흑색식품 : 검은깨, 검은쌀, 검은콩, 서리태, 흑설탕, 흑맥주, 간장, 장아찌, 절임류, 가지,

‖ **면역체온을 유지시켜 주는 식단**

- 음식 : 초콜릿, 무즙, 밥 위에 뿌리는 즉석 식품, 코코아, 초생강, 식혜, 단팥죽, 구운 고기, 쇠고기덮밥, 양고기구이, 어묵, 등심 돈가스, 샤브샤브, 찌개, 전골, 스튜, 두유, 말린 과일, 낫토

- 식재료 : 쌀, 붉은 살코기(양고기, 쇠고기 등), 토종 닭, 당근, 삶은 무, 마늘, 부추, 양파, 생강, 고추냉이, 파, 살구, 칡, 키위, 딸기, 생선, 아몬드, 호두

- 조미료 : 발사믹식초, 엑스트라 버진, 올리브유, 벌꿀, 타바스코 소스, 시나몬, 천연염, 후춧가루, 버터

이상의 저체온증과 면역체온에 대해서 명확하게 구분을 하는 것이 필요하다.

한 가지 주의해야 할 점은 소화관이 차다고 해서 뜨거운 성질의 식품을 과도하게 섭취하면 오히려 역효과가 난다는 점이다. 면역체온을 유지하기 위해 뜨거운 성질의 식품을 과도하게 섭취하면 그 열은 흉강으로 상승하여 상체의 열이 많아진다. 그렇게 되면 상대적으로 복강의 소화관은 더욱 차게 되어 저체온증을 유발할 수 있기 때문이다.

흉강과 복강을 구분하는 횡격막은 차가운 성질과 뜨거운 성질의 극성이 나타난다.

맵고 짜며 자극적인 음식을 많이 섭취하면 흉강의 열을 일으키지만 복강은 차게 되며 저체온증이 유발될 수 있다.

따라서 면역체온을 유지하는 면역식단은 소화관을 따뜻하게 하며 중화되어 차갑거나 뜨겁지 않는 칼라와 성질을 지니는 것이 좋다. 또한 소화관을 괴롭히는 5가지 나쁜 식생활습관인 급식(급한 식사), 폭식(한꺼번에 많은 양의 식사), 과식(지나치게 많은 양의 식사), 인스턴트식(인스턴트 식자재로 하는 식사), 가공식(가공된 식자재로 하는 식사)을 멀리해야 한다.

소화관의 장애는 곧장 저체온증을 유발하기 때문이다. 면역체온은 소화관이 따뜻하게 유지된 상태에서 몸의 평균온도가 37℃를 유지하는 것이 가장 바람직하다.

방사능과 암을 극복하는
야채수프의 힘

　야채수프는 무, 무청, 우엉, 당근, 표고버섯의 성분이 환상적으로 좋은 시너지 효능을 발휘한다.
　이들 재료들은 쉽게 구할 수 있지만 최상의 하모니를 이루며 인체에서 필요로 하는 성분들을 골고루 지니고 있다. 탁월한 효과로 암환자가 많이 찾는다고 해서 치료약처럼 알려진 야채수프는 일본의 다테이시 가즈가 개발했다. '기적의 야채수프'라 불릴 정도로 많은 암환자들이 효과를 입증했다. 야채수프가 탁월한 효과는 어떠한 원리에 의해 그렇게 나타날까?
　야채수프의 기본 원리는 두한족열과 체온면역의 원리에 있다.
　두한족열은 머리는 차갑게 하고 발은 따뜻하게 하라는 수승화강의 원리를 뜻한다. 또 체온면역은 체온이 상승할수록 면역력이 강화된다는 것을 뜻한다. 실제 체온 1℃의 상승에 면역력은 5배 이상 높아진다는 원리이다. 이 원리는 면역력과 일치한다.

그래서 야채수프는 이 원리에 맞게 재료가 구성되어 있다. 수승화강을 할 수 있는 재료들로 선별되었기 때문이다. 무, 우엉, 당근의 뿌리과 식물은 머리의 화기를 하체와 발로 내리는 작용력이 있다. 또 햇볕에 말린 무청과 표고버섯은 수기를 머리로 상승시키는 효과가 있다. 이렇게 수기를 머리로 상승시키는 것을 수승이라 하고 화기를 내리는 것을 화강이라고 한다. 인체는 수승화강이 되면 자연히 체온이 상승하여 면역체온 37℃를 유지하게 된다.

따라서 야채수프는 면역력이 저하된 사람에게는 놀라운 효과를 일으킬 수 밖에 없다. 구체적인 효능을 알아보면 다음과 같다.

야채수프의 효능

인체의 3대 밸런스를 잡아준다. 체세포, 콜라겐, 미네랄의 균형을 유지 시켜 주기 때문에 다양한 치료효과가 있다. 야채수프는 면역조절을 하는 작용이 강하기 때문에 암을 비롯한 당뇨, 치매, 아토피, 백혈병 등에 상당한 효과가 있다. 건강한 사람도 야채수프를 섭취하면 질병을 미리 예방하고 피로를 없애주며 노화를 방지해준다. 구체적인 효과는 다음과 같다.

❶ 암을 예방할 수 있는 엽산이 다량 함유되어 있다.

❷ 체내에서 화학변화를 일으켜 30종 이상의 항생물질을 만들어낸다.
❸ 체세포의 증식강화와 면역세포의 활동을 3배로 늘어나게 한다.
❹ 체내에서 필요로 하는 각종 미네랄을 공급하여 면역력을 높인다.
❺ 체온을 상승시켜 면역시스템을 복원하고 면역력을 강화한다.

야채수프 재료의 성분과 효능

1. 무의 효능

무는 '본초강목' 등의 기록에는 무 생즙은 소화를 촉진시키고 독을 푸는 효과가 있으며 오장을 이롭게 하고 몸을 가볍게 하면서 살결이 고와진다고 했다. 또 무즙은 담을 제거하고 기침을 그치게 하며 속을 따뜻하게 하며 설사를 다스린다는 기록도 있다.

무에는 전분분해 효소인 디아스타제가 있어 밥이나 떡(곡식류)과 같은 전분음식을 주로 먹는 한국인의 소화를 도와준다. 또한 단백질 분해효소와 지방의 소화를 돕는 에라스타제가 함유되어 있어 소화촉진 및 변비예방에 도움을 준다. 지나치게 많이 먹어 탈이 났을 경우 무즙을 내어 먹으면 소화가 잘되는 이유가 여기에 있다.

2. 무청의 효능

무청에는 암 예방에 도움이 되는 비타민A, C가 특히 많이 함유되어 있다. 칼슘, 나트륨 등의 미네랄도 풍부하다. 철분 등 무기질과 섬유질이 풍부하여 변비에도 좋은 효과가 있다.

햇볕에 말린 무청은 열성의 식품이기에 빈혈이나 냉증에 잘 듣는다.

3. 우엉의 효능

당질이 많은 알칼리성 식품으로 칼륨, 마그네슘, 아연, 구리와 같은 미네랄이 많이 함유되어 있다. 우엉에는 유아의 필수 아미노산인 아르기닌 성분이 들어 있다.

아르기닌은 성장호르몬의 분비를 촉진하고 강정효과가 있어 정신력과 체력을 강화한다. 철분도 많아서 조혈하는 능력도 있고, 빈혈 방지나 미용에도 좋다. 우엉 속의 당질은 녹말이 적은 대신 이눌린이라는 다당분이 절반 가까이 되어 우엉 특유의 씹는 맛을 내주는데, 간의 독소를 제거하여 피를 맑게 해주고 신장기능을 도와주므로 당뇨와 신장병으로 고생하는 경우에 유용하다.

4. 당근의 효능

당근의 카로틴은 노화의 원인물질로 알려진 프리테칼의 생장을 억제하는 효과가 있다.

병에 대한 인체의 저항력을 강화시켜주고 체내 유해물질을 제거하여 심혈관질환, 당뇨병, 종양 등 여러 가지 만성병에 효과가 있다. 한방에서는 뿌리를 학슬풍이라는 약재로 쓴다. 이질·백일해·해수·복부팽만에 효과가 있고 구충제로도 사용한다. 당근은 생즙을 내어 먹으면 급성 위염에도 효과가 있다.

5. 표고버섯의 효능

표고버섯은 성질이 차고 맛이 달다. 소화기관을 튼튼하게 하는데 효과가 있어서 식욕부진, 소화불량, 유즙부족 및 신체가 피곤할 때에 복용한다. 표고버섯은 인체에 작용하여 인터페론이라는 물질을 만들어냄으로써 암의 치료제, 바이러스 병의 특효약으로 각광 받고 있다.

표고버섯은 면역기능을 강하게 하기 때문에 여러 가지 종류의 면역 기능 저하의 질병에 쓰일 수 있다. 또 균 억제나 혈당량을 낮추는 데도 효능이 있다. 다만 표고버섯은 몸이 찬 사람은 많이 먹어서는 안 된다.

‖ **체중을 내리는 야채수프 만드는 법**
● 기본재료
무 - 3분의 1개 (200g)

무청 – 5잎 (우엉과 표고버섯의 찬 성질을 중화시키는 효과)

당근 – 2분의 1개 (100g) / 우엉 – 4분의 1개 (50그)

표고버섯 – 2개(자연 건조한 것) / 물 – 2.5ℓ

● 재료손질

가. 무, 당근, 우엉은 껍질 채 흙만 씻어내고 넣는다.

나. 무청과 표고버섯은 씻어서 넣는다.

다. 표고버섯은 햇빛에 말린 것을 사용한다.

라. 무청은 여름에는 생잎, 겨울에는 말린 시래기를 사용한다.

마. 재료를 잘게 썰어서 유리용기에 넣는다.

● 조리하는 법

가. 냄비는 알루미늄으로 만든 것이나 유리로 만든 그릇을 사용한다.

나. 높은 불로 10분 정도 끓이다가 낮은 불로 50분 정도 더 가열한다.

다. 가열시 뚜껑을 열면 주요성분이 날아가니 절대 열지 말아야 한다.

라. 충분히 가열 후 건더기는 짜고 엑기스만 식힌 후 유리병에 담는다.

마. 완성된 야채수프는 냉장보관하고 공복에 200cc 하루에 4~5회 마신다.

● 야채수프 복용법

아침, 점심, 저녁 식사 전 공복에 차 마시듯 즐겁게 마시거나 수시로 마셔도 좋다. 기호에 맞게 차게 마시거나 따뜻하게 데워 섭취하는 것도 좋다.

이상의 방법으로 야채수프를 만들어 섭취하면 항암효과와 면역조절의 작용을 느낄 수 있다.

　건강한 사람의 경우에는 뚜렷한 효과가 나타나지 않을 수 있다. 그러나 야채수프의 재료가 지닌 성분은 체내에서 반드시 작용한다. 금방 효과가 나지 않더라도 반드시 몸에 좋은 작용을 한다. 일본의 방사능이나 중국의 중금속이 함유된 황사를 두려워하는 것은 도움이 되지 않는다. 그것보다는 확실하게 항암효과가 있고 면역작용을 높일 수 있는 야채수프를 섭취하는 것이 훨씬 더 바람직하다.

방사능 예방과 해독에
좋은 면역식단

방사능의 예방과 해독에 대한 역사적 자료를 찾아보면 놀라운 기록이 있다.

원자폭탄에 피폭되고서도 89세까지 산 의사 아키츠키 다쓰이치로의 면역식단요법이다.

1945년 일본 원자폭탄이 폭발했을 때 방사성 독성으로 수많은 사람들이 목숨을 잃었다. 당시 그는 원자폭탄이 폭발한 지점으로부터 불과 1.8km의 거리에 위치한 병원에 몸을 담고 있었다. 그러나 특이하게도 그의 병원에 근무했던 의사를 비롯한 간호사, 직원, 환자 등 전원이 방사선 질환으로부터 살아남았다. 그 병원보다 원자폭탄 폭발 지점에서 훨씬 더 멀리 떨어진 병원에서는 많은 환자들이 방사선 피폭으로 죽었다. 하지만 그의 병원만은 그렇지 않았다. 그는 원자폭탄 폭발 후에 어떠한 예방과 해독을 했을까?

그가 근무했던 병원은 나가사키의 성(聖) 프란치스코 병원이었다. 그는 그곳의 직원과 환자들에게 방사능 예방과 해독에 좋은 면역식단을 제시했다.

현미밥, 된장국, 미역, 다시마, 등의 해조류(海藻類), 호박, 간장 그리고 천일염(天日鹽)의 식단으로 식사를 하게 했다. 원자폭탄 피폭 당시 아키츠키는 29세의 젊은 의사였지만 그는 원방사능 피폭에 대한 예방과 해독을 강구했다. 원자탄 폭발로 병원의 모든 시설들이 파괴되고 환자들에게 줄 약도 없게 된 상황에서 면역식단을 연구하게 된 것이었다.

당시 상황을 나중에 출간한 저서에서 이렇게 술회했다.

"나는 새로운 생물 물리학 또는 원자 생물학에 대해 아는 바가 없었다. 원자병에 대한 책도 논문도 없던 때였다. 원자탄 폭발 시 어떤 종류의 방사선(放射線)이 방사되는지 알지 못했다. 나는 분석을 하며 가능한 모든 범위에서 추리(推理)를 했다. "아마 라듐, 뢴트겐선(線), 또는 감마선 일지 몰라, 그것들이 아마도 인체의 조혈조직과 골수조직을 파괴할거야…"

"나는 조리사와 직원들에게 명령을 내려서 현미로 주먹밥을 만들고 약간의 소금을 치도록 했다. 그리고 매 끼니마다 짭짤한 된장국을 먹이도록 했으며 설탕을 결코 쓰지 말라고 했다. 그들이 나의 명령을 따르지 않으면 가차 없이 냉혹하게 그들을 꾸짖었다."

그의 추리와 판단은 많은 사람을 살렸다. 놀랍게도 그가 처방한 현미밥, 된장국, 해조류 위주의 전통적인 식사는 면역효과가 탁월하게 나타났다. 그를 비롯하여 전 직원과 환자들 중 어떤 누구도 방사능으로 목숨을 잃지 않았다.

그는 피폭자들의 증언을 하나씩 모은 기록으로 《죽음의 동심원—나가사키 피폭 의사의 기록》을 출간했다. 그 책은 영어로 번역되어 전 세계로 출간 되었고 체르노빌 원전 사고의 피해자들에게도 큰 도움을 주었다. 그는 피폭자였음에도 불구하고 89세까지 장수하다가 지난 2005년 영면했다. 절체절명의 상황에서 많은 사람의 생명을 구한 아키츠키의 연구는 방사능에 대한 예방과 해독에 많은 시사점을 준다. 그의 연구와 경험으로 인해 세계는 방사능 오염에 대한 예방과 해독을 배우게 되었다.

또한 그와 관련한 과학적인 연구들이 뒤를 이었다. 그의 연구는 지금의 방사능 유출로 인한 일본이나 우리나라의 문제에 대해서도 많은 도움을 준다. 최신 시설의 의료장비와 약품이 능사가 아니라, 손쉽게 할 수 있는 면역식단이 오히려 더 큰 효과가 있다는 것을 안다는 것만으로 큰 도움이 된다.

방사능 예방과 해독에 좋은 면역식단

1. 통곡식

현미를 비롯한 통곡식은 방사선의 독성을 해독시키고 면역력을 강화시킨다.

곡류는 오염물질이나 방사선에 노출 되어도 육류나 어류처럼 오염원을 농축하지 않는다.

섬유질과 '인'이 다량 함유 되어 있어 방사선 물질을 흡착하여 배출하는 효과가 있기 때문이다. 또한 식이섬유는 독성물질이 있는 변을 장에서 빠르게 통과하게 하여 독소배출을 시킨다. 곡류의 성분은 강한 산성이나 강한 알칼리성이 아니다. 중성에 가까운 산도(pH)를 유지하게 하여 방사능에 대한 저항력을 키워준다.

이렇게 통곡류는 면역기능을 담당하는 흉선에 없어서는 안 될 비타민B6를 제공한다. 또한 통곡류의 칼슘은 방사성 스트론튬이 들어오지 않도록 보호해주고 비타민E와 셀레늄은 활성 산소로 인한 세포손상을 예방하는 효과가 있다.

2. 된장국

1950년대 모스크바 동쪽에 있던 한 핵무기 공장이 카라차이 호수에 폐기물을 버린 적이 있었다. 당시 많은 지역민들이 방사선 증후와 암으로 고통을 겪게 되었다. 의료진들은 의료장비와 약품으로 그들을 치료하는데 한계를 느끼자 1985년부터 치료방식을 바꾸었다.

면역식단으로 된장국을 제시했다.

"된장은 말기 암 환자를 살리는데 도움이 됩니다. 환자들에게 매일 된장을 먹인 결과 빠르게 혈액이 개선되었습니다."

당시 의사들은 이렇게 증언했다. 일본 암연구소는 25년 동안에 걸쳐 26만 명의 환자를 3그룹으로 나누어 된장의 효능을 시험했다. 첫째 그룹은 매일 된장국을 먹었다. 두 번째 그룹은 일주일에 2~3회 먹였다. 세 번째 그룹에게는 전혀 된장국을 먹이지 않았다. 결과는 전혀 된장국을 먹지 않은 사람들이 된장국을 먹는 사람들보다 암의 유병율이 50%나 높았다.

된장국의 지비콜린(zybicolin)성분은 스트론튬과 같은 방사능 물질과 또 다른 독성 오염물질을 결합하여 체외로 배출하는 작용을 한다. 면역식단으로 된장국에 말린 미역이나 다시마 같은 해조류는 도움이 된다. 방사능에 대한 예방과 해독에 강한 효과가 있다. 해조류의 알긴산 나트륨이 체내의 방사능 동위원소들과 결합하면 체외 배출력이 80% 높아지기 때문이다.

3. 다시마, 미역, 톳, 녹미채, 김 등의 해조류

1968년 스탠리 스코리나 박사의 캐나다 몬트리올 맥길 대학 연구에 의하면 해조류의 다당체는 방사능 해독에 효과가 있는 것으로 확인되었다. 해조류의 알긴산 나트륨 다당체는 선택적으로 방사성 스트론튬과 결합하여 체외로 배출하는 효과가 있다. 또한 미국 환경보호국(EPA)내 환경 독소학 연구소도 다시마의 알긴산이 스트론튬 90과 같은 방사선핵과 카드뮴 같은 중금속을 결합해서 배출할 수 있다는 것을 발견했다. 나가사키에서의 경험과 이러한 연구들의 결과로 러시아에서 체르노빌 원전사고가 있은 직 후, 해조류 판매가 급증했다.

❶ **해조류의 성분과 면역효과** : U-푸코이단, 푸코키산틴, 베타카로틴, 각종 미네랄, 비타민C, E, 식이섬유 등이 함유되어 있다. 검은색의 색소와 미끌 거리는 성분 속에 발암 억제효과가 있다. 다시마, 미역, 김, 녹미채 등의 갈조류에 함유된 U-푸코이단은 암세포를 제거하는 작용이 있다. 정상세포에는 전혀 영향을 미치지 않고 암세포의 자멸을 촉진하는 효과가 있다. 또한 푸코키산틴은 암 예방효과가 탁월하며 쥐를 이용한 실험결과 푸코키산틴에 강한 발암 억제작용이 있다는 것이 밝혀졌다. 베타카로틴과 비타민C, 비타민E는 강한 항산화작용이 있고 발암물질의 흡수를 억제하는 효과가 있다. 각종 미네랄은 면역력을 높이고 식이섬유는 지방을 낮춰주고 독소물질의 배출을 도와주는 작용을 한다.

❷ **해조류의 섭취방법** : 각종 해조류를 매일 반드시 섭취하는 것이

좋다. 해조류는 많은 양을 먹지 않아도 효과를 얻을 수 있음이 밝혀졌다. 매일 8g 이상의 해조류를 매일 섭취하면 효과적이다. 섭취방법은 생식을 비롯해서 국물을 내거나 쌈을 싸 먹든지, 어떤 방법이든 상관이 없다. 다만 미네랄 함량은 생것보다는 건조품이 더 높다. 다시마는 엽서 반장크기정도가 적당하면 미역이나 김 등은 적절히 섭취하면 된다. 주의해야 할 점은 다시마는 갑상선 기능을 저하시키는 요오드가 상당량 함유되어 있어 대량섭취는 하지 않는 것이 좋다. 대량섭취를 하면 갑상선 기능 저하증을 초래할 수 있기 때문이다.

4. 천일염

아키츠키 박사는 염분의 양을 늘여서 겨우 먹을 수 있을 정도로 짜게 먹도록 지도했다.

그는 이렇게 말했다. "피폭 된 사람들에게 소금이 좋다, 현미밥에다가 소금을 묻혀줘라, 그리고 된장국을 짜게 만들어 매일 먹여라." 그는 체험적으로 X-레이 검사를 받은 후에 '방사선 숙취'라고 하는 전신 권태 등의 증상에 생리 식염수보다 진한 농도의 짠물을 마시는 것이 좋다는 것을 생각했다. 그러한 원리로 원폭의 방사능으로부터 몸을 보호하는 데는 소금이 좋을 것이라고 추리했다. 독소물질을 해독하는 바다의 그 엄청난 해독력을 생각한다면, 면역력을 높이는 미네랄 함유가 높은 천일염은 당연히 강력한 해독효과가 있다.

5. 녹즙

다량의 섬유소가 함유되어 있어서 방사능 물질을 결합하여 체외로 배출하는 효과가 있다.

또한 녹즙에는 칼륨과 칼슘이 풍부하여, 세슘-137과 같은 방사능 물질로부터 면역력을 높여준다. 칼륨은 세슘-137과 유사한 화합 구성물로 인체는 칼륨이 부족하면 칼륨과 비슷한 세슘-137을 흡수하게 된다. 만약 인체에 칼륨이 충분하다면 그 만큼 세슘-137을 덜 흡수하게 된다. 그 밖에 녹즙에 함유되어 있는 구리, 철, 망간, 아연 같은 화합물도 방사능에 대한 면역효과가 있다. 또 방사능 오염으로 손상 된 인체 조직의 복구에도 도움이 된다.

➡ 면역식단에서 주의할 점 : 설탕, 정제염, 우유, 방부제가 든 밀가루, 육식, 유전자 조작식품, 가공식품, 청량음료는 피하는 것이 좋다. 또 항생제가 많이 함유된 육류도 가급적이면 섭취하지 않는 것이 좋다.

이들 식품들은 면역력을 저하시키기 때문에 섭취하지 않는 것이 좋다.

방사능 예방과 해독을 위한 목욕법

방사능 물질을 목욕으로 해독하는 방법은 자연 의학자 하젤 파셀에 의해 정립되었다.

106세의 장수를 누린 하젤 파셀 박사는 해독과 에너지 치유의 전문가로 방사선에 노출 된 많은 사람을 해독했다. 온수 목욕은 피부에 묻어 있는 방사능물질을 씻어내고 이미 몸속에 들어온 방사능 물질을 피부 밖으로 배출한다.

1. 일반 목욕법

욕조에 가능한 한 견딜 수 있는 만큼의 뜨거운 물을 담고 들어간다. 그리고 물이 체온으로 식혀질 때까지 대략 25분 정도 그대로 앉아 있으면 된다. 그렇게 하면 뜨거운 물의 온도로 몸 안의 방사능 물질이 피부 표면으로 끌려 나오게 된다. 또 물이 식어가면서 피부 표면에 있던 방사능 물질이 피부 밖으로 배출하는 작용을 한다.

2. 베이킹 소다 목욕

뜨거운 물 목욕과 마찬가지 방법으로 한다. 단, 차이점은 뜨거운 물에 450g의 천일염과 450g 정도의 베이킹 소다를 탄다. 물이 식을 때까지 몸을 담근 후에 적어도 4시간 동안 몸에 있는 소금기를 씻어내지 않아야 한다. 몸을 닦지 말고 목욕 후 그대로 타올을 두르고 잠자리에 드는 것이 효과적이다.

일상생활에서의
면역력 강화법

    인간은 일상생활의 점수가 채점이 되어 건강과 질병이라는 성적표를 받는다.
    밝고 활달하며 스트레스를 잘 조절하고 건강관리를 한다면 건강한 삶을 사는 것은 당연하다. 반면에 어둡고 침체되어 있으며 스트레스를 조절하지 못하고 건강관리를 잘 하지 않는다면 면역력이 저하되어 병에 걸리는 것이 또한 당연하다.
    따라서 현재의 몸과 마음이 어떤 상태인가는 일상생활을 어떻게 하는가에 달려 있다.
    인간의 면역시스템은 기본적으로 쾌활, 쾌식, 쾌변, 쾌면, 쾌성에 따라 결정된다. 이 5가지 쾌를 잘하면 건강할 수밖에 없다.

❶ 쾌활은 밝고 활기차게 살아가는 것을 뜻한다.

❷ 쾌식은 몸에 좋은 식단으로 즐겁게 먹는 것을 뜻한다.

❸ 쾌변은 장이 좋아서 황금색 변을 보는 것을 뜻한다.

❹ 쾌면은 잠이 잠들고 자고나면 개운한 상태를 뜻한다.

❺ 쾌성은 서로 사랑하고 행복하게 성생활을 즐긴다는 것을 뜻한다.

이렇게 되면 자연히 면역력은 높아지고 건강하게 잘 살 수 있다. 따라서 일상생활에서 면역력 강화를 높이는 방법을 실행하는 것이 곧 최고의 건강관리이다.

1. 기혈순환을 강화하는 지압법

기혈순환은 인체의 경락과 365개의 혈이 막히지 않고 정상적인 상태를 뜻한다.

기는 인체의 전기와 전자장의 파워이고 혈은 혈액의 상태이기 때문에 이 두 가지의 에너지가 잘 순환하면 면역력은 자연히 높아진다. 기혈순환에 대한 것은 개인별 차이가 있지만 그 방법과 효과는 큰 차이가 없다.

● 지압하는 방법 : 아시혈을 중심으로 하는 것이 가장 효과적이다.

아시혈은 가만히 있는데도 굳어 있는 것이 느껴지거나 만지면 통증이 일어나는 부위이다. 일반적으로 공부를 했거나 전문적으로 지압하는 사람이 아니면 경락과 경혈을 다 익힐 수는 없다. 전문지식이 없어도 몸이 굳어 있거나 만져서 통증이 있는 부분은 지압을 하면 된다. 자주 지압을 하면 굳어 있는 것이 풀리고 통증이 사라진다.

중요한 지압의 부위는 상체는 어깨와 배이며 하체는 허벅지와 종아리, 발이다.

자신의 팔과 손이 미치는 부위를 중심으로 어깨와 배, 허벅지, 종아리, 발을 만져서 아시혈을 찾으면 된다. 특정 부위가 굳어 있거나 통증이 있으면 목욕을 할 때나 휴식할 때, 그 부위를 집중적으로 만져주면 된다. 몸의 특정부위가 굳거나 통증이 일어나는 이유는 그 부위의 기혈순환이 막힌 것을 뜻한다. 지압은 그 부위를 풀어주고 뚫어주는 작용을 한다.

그렇게 해서 아시혈을 만지면 면역력이 높아지고 건강과 활력을 되찾을 수 있다.

일상생활에서 가까운 가족이나 자신의 몸을 지압하는 습관을 들이면 뜻밖의 효과를 거둘 수가 있다.

2. 근육과 골격을 바로잡는 미골운동법

허약하거나 면역력이 약한 사람들을 보면 대체적으로 근골격계에 이상이 있다.

척추의 신경총에는 오장육부를 총괄하는 신경이 집중되어 있기 때문에 뼈가 비뚤어지거나 근육이 뭉쳐 있으면 문제가 있다. 대개 몸이 좋지 않는 사람들은 근육과 뼈가 균형을 잃고 있다. 일반적으로 뼈가 비뚤어지면 만병의 원인이 될 수 있다는 것은 알려진 사실이다.

그러나 근육의 이상이 뼈를 상하게 한 경우가 더 많다. 선천적으로 뼈가 약한 체질이 아닌 경우, 근육으로 인해 뼈의 균형이 무너지기 쉽다. 뼈와 근육은 뗄 수 없는 관계이므로 상호간에 영향을 미친다. 그렇기 때문에 근육과 골격을 바로잡는 미골운동법은 면역력을 높이는 효과가 탁월하다.

● 미골운동을 하는 방법 : 미골은 꼬리뼈를 뜻하며 포유동물을 기준으로 생각하면 꼬리가 달려 있던 부위이다.

그곳은 생명력이 집중되어 있고 에너지의 상승과 하강을 결정하는 작용이 숨어 있다. 동물들을 보면, 에너지가 강한 종류는 꼬리를 위로 쳐들고 있고 약한 동물들은 꼬리를 내리고 있다. 꼬리의 작용이 그런 것처럼 인간의 미골 역시 그러한 에너지의 상태를 뜻한다.

예를 들면, 젊은 시절에는 힙업이 되어 건강하던 사람도 나이가 들면 힙이 다운되면서 활기가 떨어진다. 힙은 꼬리뼈의 상태에 따라 오르기도 하고 내리기도 하기 때문이다. 그렇기 때문에 가능한 꼬리뼈를 올리는 기분으로 미골을 올리는 운동을 하면 에너지가 상승하면서 면역력이 높아진다. 최적의 미골운동은 S라인이다. 저절로 그라인이 생기는 것이 아니라, 배와 허리를 넣고 힙을 위로 들어 올리면 된다. 여성과 마찬가지로 남성도 S라인을 취하면 힙이 업 되면서 꼬리뼈인 미골이 위를 향한다. 이렇게 미골운동을 하면 어깨와 허리가 일직선이 되면서 근육과 골격이 바로잡히는 효과가 있다. 그렇게 되면 최적의 상태가 되어 면역력이 강해지고 건강해질 수 있다.

3. 면역력을 강화하는 걸음걸이 운동법

걸음걸이는 몸과 마음의 상태를 명확하게 반영하는 운동이다.

바르고 씩씩하게 걷는 걸음걸이는 강한 에너지를 불러들이며 몸과 마음을 활기차게 한다. 그러나 어둡고 비틀거리듯 걷는 걸음걸이는 에너지를 저하시키고 몸과 마음을 병들게 하기 쉽다. 걸음걸이 하나만으로 그 사람의 건강상태를 알 수 있기도 한 이유가 무엇일까?

첫 번째 몸의 균형과 에너지의 상태를 나타낸다.

두 번째 어깨관절과 사타구니의 고관절의 상태를 반영한다.

세 번째 허리와 다리근육의 상태가 그대로 드러난다.

네 번째 머리부터 발끝까지의 자세와 태도가 보인다.

이상으로 걸음걸이는 한 사람의 모든 것을 나타낸다. 그렇기 때문에 좋은 걸음걸이를 가지는 것은 면역력과 관계가 깊다. 걸음걸이 하나만을 바꾸어도 허약한 사람이 건강해지는 경우는 많다. 단순히 걷는 것이 아니라, 바른 자세로 몸을 움직이는 운동이기 때문이다.

● 걸음걸이 운동법

　호보법은 호랑이의 걸음걸이법으로 발을 바르게 11자로 한다. 앞발과 뒷발이 완전히 일직선상으로 놓이도록 하여 하체에 힘을 많이 싣는다. 이때 주의할 점은 상체를 흔들지 말고 고정해야 하고 눈은 바르게 앞만 보아야 한다. 이 자세는 머리는 뜨겁고 발은 차가운 화수미제의 상태를 바로잡아 준다. 머리는 차고 발은 뜨겁게 하는 수승화강을 시키는 효과가 있다. 그렇게 되면 두한족열이 되어 면역력이 자연히 높아진다. 호보법은 가장 이상적인 걸음걸이 운동법이다. 만약 팔자걸음을 걷고 있거나 몸을 많이 흔들며 걷는다면 호보법 걸음걸이를 익히는 것이 도움이 된다.

　곰보법은 곰의 걸음걸이법으로 어깨를 많이 흔들며 걷는다. 앞발과 뒷발이 팔자로 일치하지 않으며 어깨를 비틀듯이 좌우로 많이 흔든다. 가을철 곰이 겨울잠 들어가기 직전에는 더욱 심하게 흔들며 걷는다. 곰보법은 이러한 원를 적용해서 소화기를 따뜻하게 하는 효과가 있다. 체중이 있거나 소화기능이 떨어지면 이 운동법이 매우 효과적이다. 면역력이 좋아지려면 소화기가 따뜻해야 영양에너지의 흡수와 배출을 잘 할 수 있다. 그런 의미에서 곰보법은 식후에 소화가 잘되지 않을 때 하는 것이 가장 효과적이다.

4. 스트레스를 극복하는 심신조절법

스트레스가 만병의 근원이라는 말이 있다.

실제 무한경쟁에 시달리는 현대인의 삶에서 스트레스만큼 강력하게 건강을 위협하는 요소는 없다. 스트레스는 가장 흔한 건강문제로 감기나 신종플루 같은 바이러스보다 더 위험한 파급효과가 있다. 과도한 스트레스를 받게 되면 면역시스템에 심각한 타격을 받게 되기 때문이다. 만약 면역시스템이 최상의 상태라면 스트레스를 받아도 극복할 수 있다. 그러나 실직이나 부도, 가족의 죽음, 충격적인 배신 같은 스트레스를 받으면 견디기가 힘들게 된다.

그런 스트레스가 반복되면 면역력은 약해지고 마침내는 육체적인 질병으로 나타날 수밖에 없다. 더군다나 스트레스 상태에서 벗어날 수 없다고 느낀다면 몸과 마음이 온전할 수가 없다. 머리가 복잡해지고 화가 나며 분노감과 좌절감이 생기면서 우울해진다. 스트레스는 직접적으로 몸의 화학적 반응을 일으킨다. 따라서 스트레스를 없애는 것이야 말로 자율신경을 안정시키며 면역력을 강화할 수 있는 최선의 방법이다.

‖ 스트레스 해소의 방법

❶ 신분이나 지위에 대한 불평과 불만을 품지 않고 긍정적으로 생각한다.
❷ 1%의 부정적 의식도 스트레스를 가중시키므로 절대긍정 훈련을 한다.

❸ 마음을 느긋하게 지니고 상대방의 차이점을 인정하고 이해를 한다.
❹ 자신이 즐기고 잘 할 수 있는 한 가지 분야에 큰 만족감을 추구한다.
❺ 인간관계를 이기주의의 관점이 아닌 공생의 관계로 받아들인다.
❻ 화날 때 빨리 기분전환을 시켜 자주 웃고 타인을 웃기려고 노력한다.
❼ 과거의 어두운 기억은 삭제하고 미래의 비전을 가슴에 품고 그린다.
❽ 생활의 리듬을 유지하여 쾌활, 쾌식, 쾌변, 쾌면, 쾌성을 즐긴다.
❾ 친자연적인 여가생활을 하며 문화적인 생활을 알차게 영위한다.
❿ 가족과 친밀한 관계를 유지하고 가족여행 등의 즐거움을 함께한다.

이상의 방법으로 스트레스를 해소하면 면역력은 놀랍게 향상된다. 어려운 것 같지만 하나씩 실행하다보면 밝고 활기찬 삶을 즐길 수 있게 된다. 스트레스 해소에서 가장 중요한 것은 절대긍정의 의식이다. 그리고 그 절대의식을 가지는 것보다는 훈련을 통해서 모든 상황을 긍정적으로 받아들일 수 있도록 하는 것이 중요하다. 생각만으로 삶의 대한 의식과 생활이 바뀌지는 않는다. 끊임없는 자기대화를 통해서 스트레스 해소의 훈련을 반복해야 효과가 난다. 적당한 스트레스를 받아들이고 즐길 수 있는 여유가 생길 때까지 훈련하고 절대긍정의 의식을 가지는 것이 바람직하다.

방사능 극복을 위한
가정식 면역식단

일본의 원전폭발 이후의 시점으로 많은 변화가 일어나고 있다.

건강과 장수에 대한 일반적 관심들이 방사능이라는 새로운 위험 변수를 고려해야 하기 때문이다. 그전까지 해조류나 소금에 대한 관심이 없던 사람들조차 기본적으로 식단을 변화시키고 있다. 시중에 해조류나 천일염의 유통이 활발해지고 방사능이 연일 화제의 중심에 있다.

사태의 위험성에 비추면 충분히 그럴만하다. 혼자서 건강관리를 열심히 한다고 해서 더 이상 건강을 자신하기는 어려운 상황이다. 새로운 상황이나 변화에 발 빠르게 맞춰가며 의학정보와 면역력 강화에 신경을 쓰는 것이 바람직하다.

그러나 연일 새로운 뉴스가 쏟아지고 일본 사태도 무감각해지기 쉽다는 점도 문제이다.

　정확하게 방사능의 문제에 대해 이해를 하고 면역력 강화에 신경을 써야 한다. 그 이유는 우리나라의 서해안 기름유출처럼 방사능 유출은 단기간에 사라질 수 있는 것이 아니기 때문이다. 단기간의 문제가 아니라, 장기적으로 면역력을 높여주어야 한다는 것이 핵심이다.

　그러나 평소에 면역력 강화를 해준다면 크게 걱정할 것은 없다. 이미 앞서 서술했듯이 1945년 원자폭탄 투하지점으로부터 불과 1.8km에 있던 사람들도 살아날 수 있었던 그 비결이 있지 않은가. 그 놀라운 기록을 믿고 면역식단만 제대로 한다면 불안과 두려움에 떨 필요가 없다. 불과 1.8km라면 대부분 사망해야 할 지척의 거리이다. 그런데도 그들은 방사능에 대한 면역식단으로 살아남았다. 심지어 그 면역식단요법을 창안한 의사 아키츠키 다쓰이치로는 89세까지 장수를 했다.

　따라서 당장이라도 방사능 극복을 위한 가정식 면역식단을 짜서 실행하는 것이 바람직하다.

　면역식단은 기본적으로 4대 법칙을 실행한다.

　첫 번째 소식으로 질은 높고 양은 적은 식사를 한다.

　두 번째는 다작식으로 오래 씹으며 즐기는 식사이다. 한 끼 식사에 최소한 20분 이상의 시간은 할애해야 다작식이 가능해진다.

세 번째는 단순식으로 메뉴가 단순할수록 면역효과는 좋아진다. 한 번의 식사에서 육류와 생선, 야채와 온갖 요리가 동시에 놓인 것은 복잡식이다. 그렇게 복잡하게 섭취하면 음식의 성분이 충돌하거나 소화관의 기능을 저하시킨다. 그래서 단순식으로 주 요리 한 가지에 반찬 1~2가지로 제한하는 것이 좋다.

네 번째는 자연식으로 신선한 식자재를 사용한 식사이다. 자연식은 기본적으로 효소가 활동하는 온도인 36℃에서 48℃ 사이의 생식이 좋다. 끓이고 찌고 굽고 달인 것보다는 이왕이면 신선한 야채샐러드나 가공하지 않고 조금 익혀 먹는 스테이크 같은 것이 효과적이다.

면역식단은 1주간을 기준으로 구성하고 자연식 별미는 취향에 따라 가감한다.

기본적인 가정식 면역식단의 구성방법

1. 아침

빵(토스트) + 계란후라이 혹은 밥반공기 + 채소 + 반찬 1~2개
해조류는 미역국이나 김 등을 곁들이는 것이 좋다.

단, 과체중은 장기의 부담을 줄이고 독소배출을 하기 위해 따뜻한 물이나 커피, 혹은 바나나 정도만 섭취하는 것이 좋다. 한 끼를 건너

뛰는 부분단식을 하는 것이 건강에는 이롭다.

그러나 면역력 강화를 위해 고형물질이 아닌 미역국이나 사과당근주스를 마시는 것도 좋다.

과일은 몸에 필요한 비타민과 효소, 미네랄을 위해 소량 섭취하는 것이 좋다.

2. 점심

대개 학교 혹은 직장에서 해결하기 때문에 선택적 식단이 되도록 하는 것이 좋다.

많은 메뉴 중에서 이왕이면 해산물과 미네랄이 많은 시금치, 당근, 멸치 등의 반찬을 선택하는 것이 도움이 된다. 항암식품이나 해조류 등을 선택하는 것이 적합하다.

가정식으로는 밥반공기 + 야채샐러드 + 생선, 육류 등의 주메뉴 1가지 + 반찬 1~2개

해조류로 된 주메뉴로 다시마국물로 우려낸 우거지된장찌게 등이 좋다. 점심의 국메뉴로 면역력 강화에 도움이 되는 무, 당근, 우엉, 표고버섯, 무청을 넣은 국을 끓이면 좋다.

이들은 야채수프의 주재료로 맛과 영양이 풍부하고 면역력 강화에 도움이 된다.

그러나 따로 야채수프를 끓여서 상복하는 분들은 구태여 이렇게

섭취할 필요가 없다.

점심식사 후에도 과일은 소량 섭취하는 것이 좋다. 비타민제재를 구입해서 복용하는 것보다 매 식단에서 조금씩 보충하는 것이 효과적이다. 그래야 비타민제재에서는 찾아볼 수 없는 효소를 섭취할 수 있기 때문이다.

3. 저녁

저녁은 면역식단을 실행하는 가장 중요한 가정식 식사이다.

아침은 가볍게 섭취하고 점심은 대개 외식을 하거나 학교나 직장에서 식사를 하기 때문에 저녁이 그만큼 중요하다. 그래서 면역식단의 핵심적 메뉴는 저녁에 차리는 것이 좋다.

온 식구가 면역력을 증강시키는 면역식단은 가정의 주치의 역할을 톡톡히 할 수 있다.

저녁식사는 월, 수, 금요일은 채식 자연식을 하거나 화, 목, 토요일은 육식 자연식을 하는 것이 좋다. 아니면 반대로 하거나 로테이션으로 구성하는 것이 바람직하다.

채식자연식은 밥반공기 + 반찬 1~2개 + 해조류와 채소류 샐러드 + 과일을 섭취한다. 이 때 반찬은 냉장고의 밑반찬이 아닌 식사 직전에 만든 것이 좋다.

육식 자연식은 육류 혹은 생선류 + 해조류가 포함된 샐러드 + 빵 혹은 밥반공기 + 반찬 1~2개이다. 육류와 생선류는 가급적 유기농이 좋으며 면역력을 높여주는 종류가 좋으며 식후에 과일은 필수적으로 섭취한다. 과일은 생것으로 씹어 먹는 것이 좋다. 과일은 식전이 좋고 사과나 당근주스는 아침공복에 마시는 것이 면역력을 높이는 효과가 있다.

4. 주말

주말은 소화기의 휴식을 주는 것이 좋다. 일주일 내내 혹사한 소화기를 위하여 주말 이틀간은 부분단식으로 한끼 혹은 두끼를 먹지 않는 것이 면역력 강화에 좋다.

주말은 아점(아침과 점심을 겸하는 식사법)은 오전 11시 전후로 하고 저녁식사는 평일보다 한 시간 이상 빠른 오후 6시 전후에 하는 것이 좋다. 주말의 식사는 평일수준의 약 70~80%정도만 하면 몸과 마음이 가벼워진다. 그 정도만 섭취하고 산과 들로 나들이를 하거나 집에서 충분한 휴식을 하면 면역력 강화에 큰 도움이 된다.

주말의 아점은 별미 자연식 외식 혹은 자연식 요리 + 밥 혹은 빵 + 과일이 좋다.

주말의 저녁은 취향에 따라 육식 자연식을 하거나 채식자연식을 한다. 단 주말에는 여유롭게 해조류를 오래 씹으며 즐기는 식사를 하는 것이 좋다.

5. 과일식

아침, 점심, 저녁에 필수적으로 섭취를 한다. 소식을 위해 주식처럼 섭취를 하거나 다이어트식단으로 과일을 주메뉴로 식단을 구성한다. 단 과일은 식전 15분에서 30분 전에 섭취하는 것이 효과적이다. 채소과일로 토마토, 수박, 딸기, 오이,. 당근이나 나무과일로 사과, 배, 오렌지, 복숭아가 있다. 채소과일과 나무과일을 구분하고 칼라와 성분별로 체질에 따라 배합을 하여 섭취하는 것이 효과적이다.

이상의 조건은 너무 간단해서 영양부족의 두려움을 상상할 수도 있다.

그러나 자연식으로 면역식단을 하면 절대로 영양결핍이 일어날 수가 없다. 체내에서 필요로 하는 주영양소인 단백질, 지방, 탄수화물은 조금 부족할 수는 있다. 그러나 부영양소인 식이섬유, 미네랄, 비타민의 영양은 많아진다. 면역식단이 부영양소의 비율을 높이는 것이므로, 이렇게 자연식으로 하면 영양결핍보다는 오히려 활기와 면역력 강화를 느낄 수 있다.

면역식단은 자연식으로 에너지함량이 높은 항암식품이나 해조류, 야채류, 신선한 육류나 생선류를 중심으로 한다. 따라서 자연식으로 소식을 하고 다작식과 단순식을 하면 면역력 강화와 에너지가 넘치는 것을 느낄 수 있다.